공부가 쉬워지고 과학사고력을 키워주는
똑똑 의학 신문

공부가 쉬워지고 과학사고력을 키워주는
똑똑 의학 신문

초판 1쇄 발행 2025. 1. 25.

글쓴이   박승준
발행인   이상용 이성훈
발행처   봄마중
출판등록   제2022-000024호
주소   경기도 파주시 회동길 363-15
대표전화   031-955-6031
팩스   031-955-6036
전자우편   bom-majung@naver.com

ISBN 979-11-92595-98-6 73510

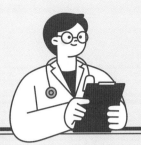

공부가 쉬워지고 과학사고력을 키워주는

똑똑 의학 신문

박승준 지음

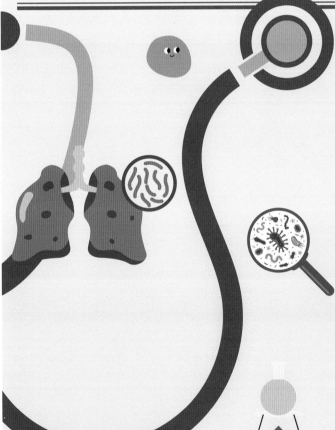
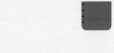
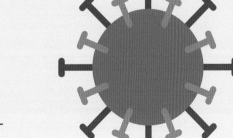

봄마중

인간은 오래전부터 크고 작은 질병으로 끊임없이 고통받아 왔어요. 우리 선조들은 질병에 시달리지 않고 건강하게 사는 방법을 찾으려고 열심히 노력했죠. 그러고 보면 의학은 우리 인류의 역사와 늘 함께해 왔다고 할 수 있어요.

코로나19 팬데믹을 거치며 사람들은 의학에 관심이 커졌어요. 의사가 되고 싶어하는 어린이도 많아졌고요. 하지만 솔직하게 말하면, 어린이들이 의학 지식을 쉽고 재미나게 배우기는 힘들어요. 어려운 용어도 많고, 과학적인 깊이가 있는 내용도 많으니까요.

이 책에서는 신문 칼럼의 형식을 빌려 어린이들에게 의학 지식을 소개하려고 해요. 복잡하고 어려운 용어를 최대한 쉽게 풀어서 설명했으므로 관심을 가지고 천천히 읽으면 충분히 이해할 수 있을 거예요.

이 책에서 다루는 25가지 의학 칼럼은 인류 역사에서 중요한 의미를 지닌 의학적 발견과 어린이 건강에 도움이 될 만한 주제들로 특별히 고른 것이에요. 칼럼을 읽으면서 지식을 익히고, 관련 인물을 살펴보며 재미있는 퀴즈까지 풀다보면 과학과 의학에 대한 흥미도 생길 수 있어요.

지식이 쌓이면 자신감도 생기고, 다양한 정보를 분석해 자신의 의견을 분명하고 뚜렷하게 정리해 발표하는 능력도 기를 수 있어요. 친구들이나 부모님과 함께 칼럼을 읽고 토론한다면 그 효과는 더욱 커지겠죠.

이 책을 통해 어린이 독자들이 의학 지식을 쉽고 재미있게 익힐 수 있었으면 해요. 그리고 한 걸음 더 나아가 올바른 식습관, 규칙적인 운동, 충분한 수면 등 건강한 생활 습관을 기르는 데도 도움이 되면 참 좋겠어요.

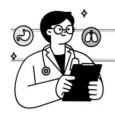

이 책의 구성과 특징

이 책은 어린이들이 알아두면 도움이 될 만한 의학 지식을 제목, 메인 칼럼, 용어 설명, 단어 꿀꺽, 궁금 해결사, 의학 탐구 생활, 인물 이야기, 퀴즈의 순서로 구성했어요. 천천히 꼼꼼하게 읽어 나가다 보면 의학 지식에 대한 이해도를 높이고 자연스럽게 어휘력과 문해력도 키울 수 있을 거예요.

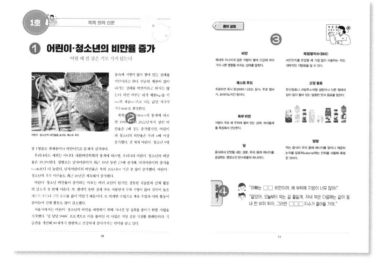

❶ 제목: 어린이들에게 친숙하고 관심이 많은 주제를 골라 칼럼에 대한 궁금증이 생기도록 했어요.

❷ 메인 칼럼: 중요한 의학적 발견과 의학 개념을 익힐 수 있는 주제를 어린이 눈높이에 맞춰 쉽게 풀어 썼어요.

❸ 용어 설명: 어린이들의 어휘력과 문해력을 쑥쑥 키울 수 있도록 중요 과학, 의학 용어를 풀어서 설명했어요.

❹ 단어 꿀꺽: 익혀 두면 좋을 용어를 다시 한번 퀴즈 형식의 문제로 만들어 어휘력을 단단히 다질 수 있게 했어요.

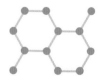

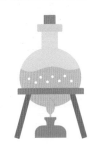

❺궁금 해결사: 주제와 관련해 궁금해할 만한 질문을 골라, 의사 선생님이 쉽게 풀어 답변하는 형식으로 구성했어요.

❻의학 탐구 생활: 주제와 관련해 좀 더 깊게 이해하고 알아두면 좋을 의학 지식을 설명했어요.

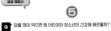

❼인물 이야기: 중요한 업적을 남긴 의학자와 과학자를 골라 생애와 업적을 살펴볼 수 있게 했어요.

❽퀴즈: 칼럼을 읽고 난 후 내용을 얼마나 이해했는지를 객관식과 주관식 그리고 ○, × 문제로 다시 한번 확인하도록 했어요.

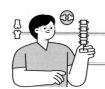

차례

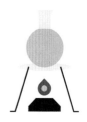

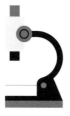

어린이·청소년의 비만율 증가
어릴 때 찐 살은 키로 가지 않는다

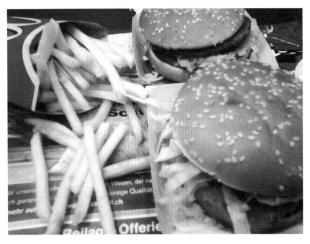

어린이·청소년의 비만율을 높이는 패스트 푸드

몸속에 지방이 많이 쌓여 있는 상태를 비만이라고 한다. 단순히 체중이 많이 나가는 상태를 비만이라고 하지는 않는다. 비만 여부는 대개 체중(kg)을 키(m)의 제곱(m²)으로 나눈 값인 체질량지수(BMI)로 판정한다.

세계보건기구(WHO)의 통계에 따르면 1990년부터 2022년까지 성인 비만율은 2배 정도 증가했지만, 어린이와 청소년의 비만율은 무려 4배 이상 증가했다. 전 세계 어린이·청소년 5명 중 1명꼴로 과체중이나 비만이므로 문제가 심각하다.

우리나라도 예외는 아니다. 대한비만학회의 통계에 따르면, 우리나라 어린이·청소년의 비만율은 19.3%였다. 성별로는 남자어린이가 최근 10년 동안 2.5배 증가해, 여자어린이의 증가율(1.4배)보다 더 높았다. 남자어린이의 비만율은 특히 코로나19 기간 중 많이 증가했다. 어린이·청소년의 복부 비만율도 최근 10년간 계속해서 증가했다.

어린이·청소년 비만율이 증가하는 이유는 여러 요인이 있지만, 잘못된 식습관과 신체 활동의 감소가 첫 번째 이유다. 즉, 팬데믹 동안 집에 주로 머물면서 당과 지방이 많아 열량이 높은 패스트 푸드나 고당 음료를 많이 먹었기 때문이다. 또 비대면 수업으로 체육 수업과 야외 활동이 줄어들어 신체 활동도 많이 감소했다.

서울시에서는 어린이·청소년의 비만을 예방하기 위해 지나친 당 섭취를 줄이기 위한 사업을 시작했다. '덜 달달 9988' 프로젝트로 이름 붙여진 이 사업은 저당 실천 식생활 캠페인이다. 식습관을 개선해 99세까지 팔팔하고 건강하게 살아가자는 의미를 담고 있다.

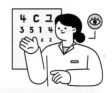

비만

체내에 지나치게 많은 지방이 쌓여 건강에 여러 가지 나쁜 영향을 미치는 상태를 말한다.

체질량지수(BMI)

비만인지를 판정할 때 가장 많이 사용하는 척도. 대략적인 지방량을 알 수 있다.

패스트 푸드

주문하면 즉시 완성되어 나오는 음식. 주로 햄버거, 프라이드치킨 등이다.

고당 음료

탄산음료나 과일주스처럼 설탕이나 다른 형태의 당이 많이 들어 있는 달콤한 맛의 음료를 말한다.

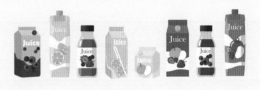

복부 비만

지방이 주로 배 주위에 쌓여 있는 상태. 허리둘레를 측정해서 진단한다.

열량

먹는 음식이 우리 몸에 에너지를 얼마나 제공하는지를 칼로리(calorie)라는 단위를 사용해 측정한 것이다.

당

음식에서 단맛을 내는 성분. 우리 몸에 에너지를 공급하는 영양소인 탄수화물의 하나이다.

단어 꿀꺽!

"아빠는 □□ 비만이야. 배 부위에 지방이 너무 많아!"

"알았어. 오늘부터 먹는 걸 줄일게. 저녁 먹은 다음에는 같이 동네 한 바퀴 뛰자. 그러면 □□□지수가 줄어들 거야."

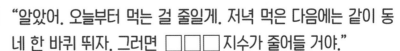

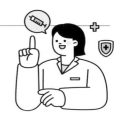

Q 당을 많이 먹으면 왜 어린이와 청소년의 건강에 해로울까?

A 지나치게 많은 당을 먹게 되면 비만이 될 수 있다. 충치가 생기는 주된 원인도 당이다.

당 성분이 높은 음식은 단백질이나 비타민, 무기질 등 우리 몸에 꼭 필요한 영양소가 부족할 수 있다. 어린이에게 이런 영양소가 부족하면 성장과 발달에 좋지 않은 영향을 미친다.

또 고당 식품을 많이 먹으면 혈액 속의 당 농도가 빨리 올라갔다가 빨리 떨어진다. 이것은 몸속의 에너지 수준을 급격하게 바꾸어 쉽게 피로하고 예민하게 만든다. 당을 많이 먹는 어린이는 주의력 결핍이나 과잉 행동 등의 문제를 나타낼 수 있다는 연구 결과도 있다.

Q 어린이·청소년 비만의 판정 기준은 어떻게 될까?

A 어린이·청소년 비만의 판정 기준은 성인과 약간 다르다. 우리나라에서는 2017년 소아·청소년 성장 도표를 기준으로 성별, 연령별 체질량지수 백분위수를 사용하는데, 체질량지수 85~94 백분위수(6~15%)는 과체중으로, 95 백분위수(5% 이내) 이상은 비만으로 진단한다.

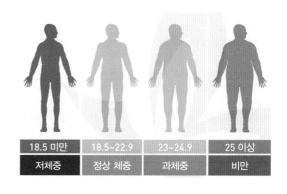

참고로 성인(아시아)의 비만 판정 기준은 다음과 같다. 저체중: 18.5 미만, 정상 체중: 18.5~22.9, 과체중: 23~24.9, 비만: 25 이상.

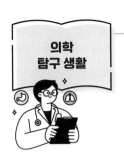

어린이 비만이 위험한 이유

어린이 비만이 위험한 이유는 성인 비만이 될 확률이 높기 때문이다. 어릴 때 비만한 아이는 어른이 되어서도 비만하고, 나이가 들수록 정상 체중에서 멀어지는 경향이 있다.

연구에 따르면, 3살 때 비만했던 어린이의 90%는 청소년 시기에도 과체중이거나 비만이었다. 또 비만 청소년의 53%는 5살 때부터 과체중이거나 비만이었던 것으로 나타났다.

어린이 비만의 또 다른 문제는 사춘기가 빨라지는 '성조숙증'이 나타날 수 있다는 것이다. 특히 우리나라 여자아이들의 성조숙증은 외국에 비해 상당히 빠른 속도로 증가하고 있다. 원인은 아직 확실하지 않지만, 소아 비만의 증가와 관련이 있는 것으로 보인다.

고도 비만 어린이의 건강 문제

성별이 같고, 나이가 같은 어린이의 99%보다 높은 체질량지수를 가진 경우, '고도 비만'이라고 한다. 고도 비만 어린이는 다양한 질병이 생길 수 있다.

대표적인 것은 제2형 당뇨병, 고혈압, 고지혈증, 수면 무호흡증, 천식, 관절통, 성장 장애, 지방간 등이다.

또 외모에 대한 만족감이 낮아 자존감이 낮아질 수 있고, 또래 친구들에게 고립감을 느끼거나 차별을 경험하면서 우울증, 불안 등 정신 건강에 문제가 생길 수 있다.

살이 찌면 아무래도 달리기 등 몸을 움직이는 신체 활동이 힘들어지기 때문에 느끼는 불편함도 크다.

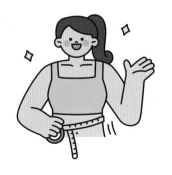
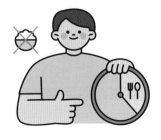
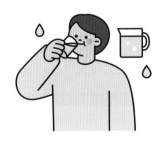

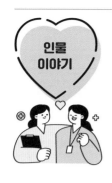

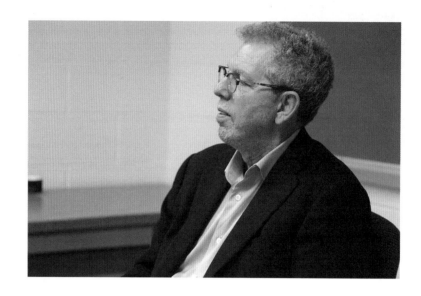

제프리
프리드먼

Jeffrey
Friedman

1954~

프리드먼은 비만 연구 분야에서 중요한 업적을 남긴 미국의 의사이자 과학자이다.

1954년 미국 플로리다에서 태어난 프리드먼은 로체스터 대학교와 올버니 의과대학에서 공부했다. 그 후 록펠러 대학교에서 연구를 시작했으며 하워드 휴스 의학 연구소의 연구원이기도 하다.

프리드먼의 가장 중요한 업적은 1994년 '렙틴'이라는 호르몬을 발견한 것이다. 렙틴은 지방세포에서 만드는 식욕을 억제하는 호르몬이다. 렙틴은 우리가 충분히 먹어 배가 부르면 뇌에 신호를 보내 그만 먹게 하는 작용을 한다.

렙틴의 발견은 비만에 대한 생각을 바꾸는 계기가 되었다. 그동안 살찌는 것은 본인의 의지가 부족한 것이라고 여겼는데, 그것이 아니라 비만의 원인이 우리 몸이나 유전자의 이상일 수도 있다는 것을 보여 주었기 때문이다.

프리드먼의 연구는 비만 연구의 새로운 전환점이 되었으며, 비만 치료제 개발에 중요한 지식을 제공한 것으로 평가받고 있다.

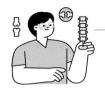
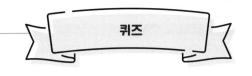

1 비만을 정확하게 표현한 것은 다음 중 무엇일까?

① 키가 지나치게 큰 상태

② 단순히 몸무게가 많이 나가는 상태

③ 몸에 지나치게 지방이 많이 쌓여 있는 상태

④ 근육의 양이 지나치게 많은 상태

2 비만에 관한 다음 설명 중 옳은 것은 무엇일까?

① 비만 여부는 체중만으로 판정한다.

② 코로나19 기간 우리나라 남아의 비만율은 여아의 비만율보다 더 많이 증가했다.

③ 세계보건기구의 통계에 따르면, 성인의 비만율이 아동보다 더 많이 늘었다.

④ 비만 아동은 어른이 되었을 때 키가 더 큰 것으로 나타났다.

3 지나친 당 섭취가 우리 몸에 미치는 나쁜 영향은 무엇일까?

① 건강한 치아   ② 더 많은 에너지 공급

③ 더 큰 키   ④ 비만과 충치

4 건강한 식습관을 만들기 위해 되도록 피해야 할 것은 무엇일까?

① 고당 음료   ② 충분한 수면

③ 물   ④ 채소와 과일

5 다음 중 옳은 내용에는 ○표, 틀린 내용에는 ×를 해보자.

① 체질량지수는 체중(kg)을 키(m)로 나누면 간단하게 구할 수 있다. (   )

② 당 성분이 많은 음식에는 성장기에 중요한 영양소가 부족하기 쉽다. (   )

③ 어릴 때 비만한 아이는 나이가 들어서도 비만할 가능성이 크다. (   )

④ 미국의 제프리 프리드먼이 발견한 렙틴 호르몬은 식욕을 억제한다. (   )

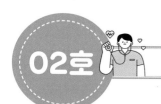

남극에서 발견된 새로운 효소
항생제가 듣지 않는 '내성균'

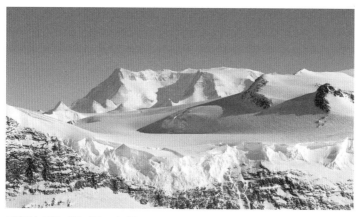

특별한 능력을 갖춘 미생물이 있을 가능성이 큰 남극 지역

우리나라의 극지연구소와 이화여자대학교의 과학자들은 추운 남극에 사는 어떤 **미생물**에서 **항생제**를 무력화시키는 효소를 발견했다고 발표했다. '무력화시킨다'는 것은 우리 몸에서 질병을 일으키는 나쁜 세균을 물리치는 항생제의 힘이 없어져 버리는 것을 뜻한다.

이번 발견은 항생제 내성과도 관련이 크다. '항생제 내성'이란 세균이 항생제에 익숙해져서 더 이상 항생제가 듣지 않는 것이다. 항생제를 너무 자주 사용하면 이런 일이 생길 수 있다. 항생제의 효과가 사라져 버리면 질병을 치료하기가 더 어려워진다.

세균이 어떻게 내성을 가지게 되었는지를 알게 되면 내성이 없는 새로운 항생제를 만드는 방법도 개발할 수 있다. '적을 알고 나를 알면 백 번을 싸워도 위태롭지 않다'라는《손자병법》의 말처럼 세균을 물리칠 항생제를 개발하려면 세균이 어떻게 행동하는지 잘 알아야 하기 때문이다.

연구팀은 이번에 발견된 효소가 페니실린과 비슷한 성질을 가진 여러 항생제를 무력화할 수 있다고 밝혔다. 페니실린은 영국의 미생물학자 알렉산더 플레밍이 발견한 최초의 항생제이다. 1941년부터 환자 치료에 쓰이기 시작한 페니실린은 인류 역사상 가장 많이 사용되었다.

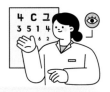

미생물

크기가 너무 작아서 맨눈으로는 볼 수 없고 현미경이라는 특별한 도구로만 관찰할 수 있는 생물. 세균, 바이러스, 곰팡이 등이다.

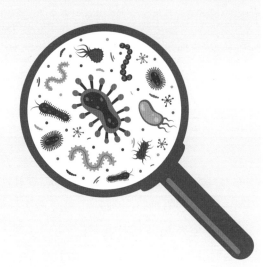

항생제

우리 몸에 질병을 일으키는 세균을 찾아내 없애 주는 약. 항생제는 곰팡이 같은 미생물이 만든 물질로 다른 미생물, 특히 세균의 성장과 증식을 막는다.

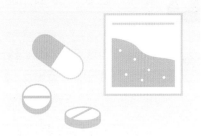

단어 꿀꺽!

 "화장실 다녀와서 손 씻었어?"

 "그럼! 손을 자주 씻으면 세균 같은 나쁜 □□□로부터 우리를 보호할 수 있거든."

 "의사 선생님. 콜록 콜록, 기침이 심하고 열이 나요."

 "기관지염이 심하군요. □□□를 처방해 줄게요."

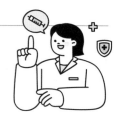

Q 과학자들이 남극에 사는 미생물에서 효소를 찾은 이유는 무엇일까?

A 남극처럼 매우 춥고 험한 환경에서 살아남았다는 것은 그 미생물이 어떤 특별한 능력을 갖추고 있다는 것을 뜻한다. 남극의 생물은 험한 환경에 적응하기 위해 특별한 효소를 가지고 있을 가능성이 크다. 사람의 발길이 닿기 힘든 남극은 아직까지 많이 연구되지 않았기 때문에 새로운 것을 발견하고 싶어 하는 과학자들에게 매력적인 장소다.

Q 플레밍은 어떻게 페니실린을 발견했을까?

A 20세기 의학계의 최대 성과로 일컬어지는 페니실린은 우연한 계기로 발견됐다. 1928년 세균을 억제하는 물질을 찾기 위해 연구하던 플레밍은 세균이 자라고 있는 배양접시의 뚜껑을 닫아야 한다는 것을 깜빡 잊고 휴가를 떠나 버렸다.

휴가를 마치고 실험실로 돌아온 플레밍은 배양접시를 보고 이상한 점을 발견했다. 배양접시에는 곰팡이를 연구하던 아래층 연구실에서 날아든 곰팡이 하나가 자리를 잡고 있었는데 그 곰팡이 주변의 세균은 모두 죽어 있었다.

보통은 이런 경우 실험이 잘못된 것이라고 여길 수도 있지만, 플레밍은 곰팡이에서 나온 어떤 물질이 세균을 자라지 못하게 한 것은 아닌지 조사했다. 끈기 있는 연구 끝에 푸른곰팡이인 '페니실리움 노타툼'에 강력한 살균 효과를 가진 성분이 있음을 밝혀내고 이를 분리하는 데 성공했다. 바로 이것이 페니실린이다.

Penicillin

$C_{16}H_{18}N_2O_4S$

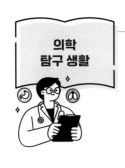

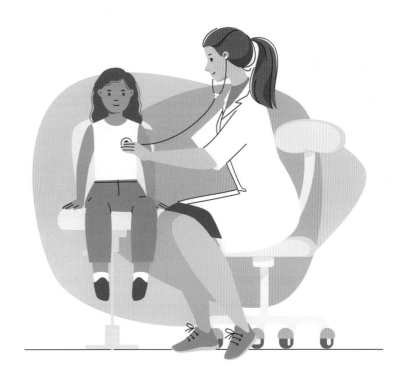

항생제의 역할과 작용 원리

항생제는 우리 몸에 침입해 질병을 일으키는 세균을 물리치는 특별한 약이다. 페니실린이 발견된 이후 인류는 수백 가지에 이르는 항생제를 개발했는데, 세균의 종류와 특성에 따라 다양하게 작용한다.

① 세균의 세포벽을 파괴하는 항생제:

세포벽은 세균이 살아가는 데 꼭 필요하지만, 사람의 세포에는 없다. 페니실린 같은 항생제는 세포벽을 만들지 못하게 만들어 세균을 죽인다.

② 세균의 단백질 생산을 방해하는 항생제:

일부 항생제는 세균이 살아가고 번식하는 데 필요한 단백질의 생산을 방해해 세균이 자라는 것을 억제한다.

③ 세균의 DNA 복제를 방해하는 항생제:

세균이 번식하려면 자신의 DNA를 계속 복제해야 하는데, 이 과정을 막아 세균의 번식을 막는다.

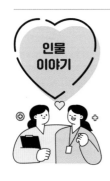
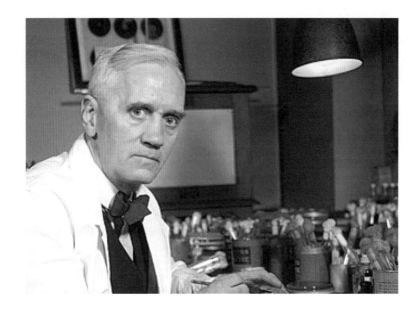

알렉산더 플레밍

Alexander Fleming

1881~1955

인류 최초의 항생제인 페니실린의 발견자로 유명한 플레밍은 1881년 스코틀랜드의 작은 마을에서 태어났다. 젊은 시절 영국 런던으로 이주한 그는 임페리얼 칼리지 런던 의과대학을 졸업한 후 세균 감염에 관한 연구에 집중했다.

1928년 플레밍은 세균을 배양하는 실험을 하던 중 우연히 배양접시에 곰팡이가 자라난 것을 발견했다. 그 곰팡이 주변에는 세균이 자라지 못하고 죽어 있었는데, 플레밍은 이 현상을 자세히 연구해 곰팡이에서 생성하는 물질에 세균이 죽는다는 사실을 확인했다. 이 물질이 바로 최초의 항생제인 페니실린이다.

1930년대 후반 플레밍은 하워드 플로리, 에른스트 체인과 함께 연구를 계속해 페니실린을 대량 생산하는 방법을 개발했다. 1941년 임상 시험을 완료한 페니실린은 제2차 세계대전에서 상처를 입은 병사들의 감염 예방 및 치료에 큰 공을 세웠다. 이 공로를 인정받아 플레밍은 플로리, 체인과 함께 1945년 노벨 생리의학상을 받았다.

플레밍의 페니실린 발견처럼 우연히 위대한 발견을 하는 것을 과학사에서는 '세렌디피티(serendipity, 우연한 발견)'라고 부른다. 하지만 이것을 단순히 우연이라고만 볼 수는 없다. 세렌디피티를 성공으로 이끌려면 엄청난 끈기와 노력이 필요하기 때문이다.

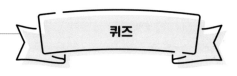

1 알렉산더 플레밍이 발견한 인류 최초의 항생제는 무엇일까?

① 페니실린   ② 아스피린

③ 비타민C   ④ 설파제

2 항생제는 주로 어떤 병을 치료하는 데 사용하는 약일까?

① 독감   ② 세균 감염

③ 알레르기   ④ 아토피

3 너무 자주 사용해서 효과가 없어지는 것을 무엇이라고 할까?

□ □

4 '적을 알고 나를 알면 백 번을 싸워도 위태롭지 않다'와 비슷한 뜻의 문장을 골라 보자.

① 준비된 자는 두려움이 없다
② 일찍 일어나는 새가 먹이를 먹는다
③ 가지 많은 나무에 바람 잘날 없다
④ 낯 놓고 기역자도 모른다

5 최초의 항생제를 발견한 사람은 누구일까?

알렉산더 □ □ □

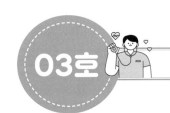
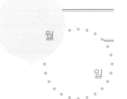
〈모나리자〉에 숨겨진 새로운 비밀
엑스선이 분석한 희귀 물질

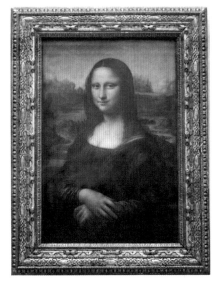

레오나르도 다빈치의 〈모나리자〉

인류 역사를 통틀어 가장 창의적인 천재로 꼽히는 레오나르도 다빈치는 다양한 분야에서 뛰어난 작품을 많이 남겼다. 다빈치가 그린 가장 유명한 그림은 부드럽고 은은한 미소와 자연스러운 배경이 특징인 〈모나리자〉이다.

현재 모나리자는 파리의 루브르 박물관에 전시되어 있는데, 해마다 루브르 박물관을 방문하는 천만 명의 관람객 중 약 80%는 모나리자를 보러 온다고 할 정도로 큰 인기를 누리고 있다.

모나리자는 세계에서 많은 연구를 해온 그림이지만, 최근 연구에 따르면 다빈치는 당시에는 쓰이지 않던 물질을 물감에 섞어 사용했던 것으로 밝혀졌다. 프랑스와 영국의 과학자들로 구성된 연구팀은 모나리자 그림을 정밀 분석해 물감에서 '플럼보나크라이트(Plumbonacrite)'라고 불리는 희귀한 물질이 포함된 것을 확인했다.

연구팀은 다빈치의 다른 작품인 〈최후의 만찬〉에서도 플럼보나크라이트를 발견했는데, 이 물질은 물감을 빠르게 마르도록 도와주고, 오랜 시간이 지나도 그림이 잘 보존될 수 있도록 물감의 내구성을 높이는 역할을 한다. 이번 발견은 다빈치가 시대를 앞서나간 혁신가였음을 보여 주는 또 하나의 증거라고 할 수 있다.

이 연구는 엑스선 분석법을 이용했는데, 엑스선은 1895년 독일의 물리학자 빌헬름 콘라드 뢴트겐이 발견한 새로운 종류의 광선이다. 뢴트겐이 '엑스(x)선'이라고 이름을 붙인 이유는 이 광선이 무엇인지 정확히 몰랐기 때문이었다. '엑스'는 알 수 없는 존재나 모르는 인물 등을 나타낼 때 쓰인다. 우리가 눈으로 볼 수 없는 것들을 볼 수 있게 해 주는 특별한 도구인 엑스선은 의학을 비롯한 여러 분야에서 널리 사용되고 있다.

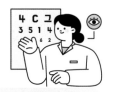

플럼보나크라이트

납을 포함하고 있는 희귀한 광물. 자연에서 발견되지만, 오래된 그림 등의 물감층에서 발견되기도 한다.

엑스선 분석법

엑스선을 사용해 물체를 구성하는 성분이나 구조를 조사하는 기술. 과학, 공학, 고고학, 미술 작품 분석 등의 다양한 분야에 사용된다.

엑스선(엑스레이, X-ray)

눈에 보이지 않는 강력한 빛. 우리 몸이나 물체를 통과할 수 있어서 엑스선을 이용해 우리 몸속의 뼈나 장기 등을 관찰할 수 있다.

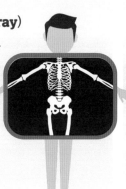

내구성

물질이 원래의 상태에서 변질되거나 변형됨이 없이 오래 견디는 성질을 말한다.

단어 꿀꺽!

 "발목이 삐어 병원에 갔더니 □□□□를 찍었어."

 "저런, 괜찮아?"

 "깁스를 한 달 정도 해야 한대."

 "이 운동화는 □□□이 좋아서 여러 번 빨아도 모양이 변하지 않고 튼튼해."

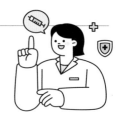

궁금 해결사

Q 레오나르도 다빈치는 왜 천재라고 불릴까?

A

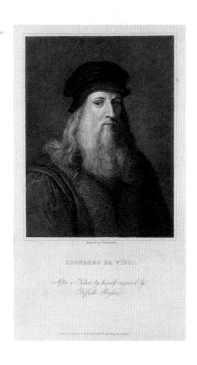

다빈치는 많은 발명과 다양한 미술 작품을 남겼고 끝없는 호기심을 지닌 인물이었다. 그가 남긴 유명한 예술 작품은 〈모나리자〉 외에 〈최후의 만찬〉, 〈인체 비례도〉 등이 있다.

그 외에도 다빈치는 하늘을 나는 기계, 탱크, 잠수함 등의 설계도와 근육과 장기의 정확한 모습을 그린 그림, 다양한 전쟁 무기와 방어 장치 등을 설계한 발명가이자 과학자이다.

Q 엑스선은 어떻게 그림을 분석하는 데 사용될까?

A 엑스선은 귀중한 예술 작품을 훼손하지 않고 내부 구조를 안전하게 조사할 수 있다. 엑스선은 그림 아래 숨겨진 여러 층을 조사할 수 있으므로 화가가 그림을 어떤 순서로 그렸는지를 파악할 수 있다. 특히 엑스선 형광 분석법을 사용하면 그림에 사용한 재료의 성분과 물감의 종류도 알 수 있고, 그림 아래 숨겨져 있는 다른 그림을 발견하거나 작업 중 수정된 부분도 찾아낼 수도 있다. 엑스선을 이용한 분석법은 미술 작품의 역사를 파악하고 제작 과정을 이해하는 데 매우 유용한 도구이다.

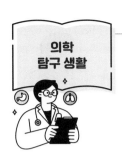
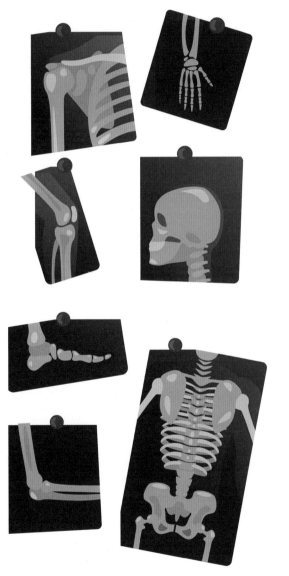

의학에서 엑스선을 이용하는 방법

엑스선은 의학 분야에서 매우 중요한 도구로 사용된다. 밖에서는 보이지 않는 내부 구조를 절개하지 않고도 들여다볼 수 있게 해 주기 때문이다.

① 뼈 촬영:
엑스선은 뼈를 자세히 볼 수 있게 해 준다. 정형외과에서 골절 여부를 확인하거나 치과에서 치아 구조나 상태를 확인할 때 사용한다.

② 흉부 검사:
심장이나 폐 등을 검사해 심장의 이상이나 폐렴, 폐결핵 같은 질환을 진단할 수 있다.

③ 컴퓨터 단층촬영(CT):
여러 각도에서 찍은 엑스선 영상을 컴퓨터로 단면 이미지를 만드는 기술인 CT는 몸속의 장기나 조직을 더 자세히 관찰할 수 있게 해 준다.

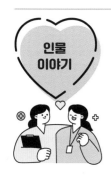
빌헬름 콘라드 뢴트겐

Wilhelm Conrad Rontgen

1845~1923

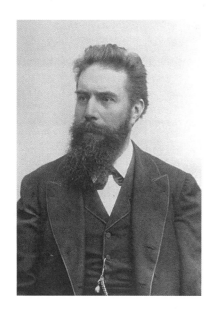

뢴트겐은 엑스선을 최초로 발견한 독일의 물리학자이다. 독일에서 태어난 뢴트겐은 어려서부터 과학에 관심이 많았다. 대학에서 기계공학을 공부한 뒤 물리학에 관심을 가지고 1876년 스트라스부르 대학의 물리학 교수가 되었다.

1895년 11월 8일, 뢴트겐은 캄캄한 암실에서 진공관을 사용해 전기를 흐르게 하는 실험을 하고 있었다. 그런데 갑자기 어디선가 빛이 새어 나오는 것을 발견했다. 그 빛은 물질에 따라 통과되는 정도가 달랐다. 종이나 나무 같은 물체는 통과했지만, 납 같은 금속은 통과하지 못했다.

뢴트겐은 아내의 손 뒤에 사진판을 놓은 후 손에 그 빛을 쏘았더니 사진에 아내의 손가락 뼈와 반지가 선명하게 찍혀 있었다. 엑스선을 많이 흡수한 뼈는 사진판에 도달하는 엑스선의 양이 적어 밝게 나타났고, 피부와 근육 부분은 어둡게 나타나 손 안의 뼈 모양을 선명하게 확인할 수 있었다.

뢴트겐은 실험 결과를 12월 28일 '새로운 종류의 광선에 대해'라는 논문으로 발표했고, 즉시 전 세계의 주목을 받았다. 뢴트겐은 엑스선 발견의 공로를 인정받아 1901년 제1회 노벨 물리학상을 받았다. 뢴트겐은 노벨상 상금을 모두 대학에 기부했고 특허 신청도 하지 않았다.

그는 거액을 주며 특허권을 넘기라는 사업가에게 이렇게 말하며 거절했다.

"엑스선은 내가 발명한 것이 아니라 원래 있던 것을 발견한 것에 지나지 않으므로 온 인류가 공유해야 한다."

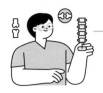

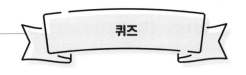

1 레오나르도 다빈치가 그린 여자의 초상화로 신비한 미소와 자연스러운 배경이 특징인 작품은 무엇일까?

☐ ☐ ☐ ☐

2 엑스선을 발견한 과학자의 이름은 무엇일까?

① 앙투안 베크렐   ② 마리 퀴리

③ 빌헬름 콘라드 뢴트겐   ④ 조지프 존 톰슨

3 엑스선은 무엇을 촬영하는 데 주로 사용될까?

① 피부   ② 뼈

③ 머리카락   ④ 손톱

4 뢴트겐이 X선을 발견한 후 받은 상은 무엇일까?

① 노벨 화학상   ② 노벨 물리학상

③ 노벨 생리의학상   ④ 노벨 문학상

5 레오나르도 다빈치의 <모나리자>가 전시되어 있는 곳은 어디일까?

☐ ☐ ☐ 박물관

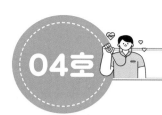
생명체의 유전 정보가 담긴 DNA

DNA 구조 발견의 영광을 도둑맞은 과학자 프랭클린

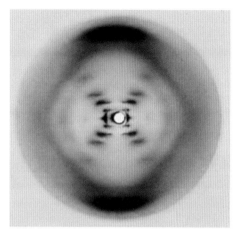

프랭클린이 찍은 DNA의 X-선 회절 사진

1953년 4월 25일은 '분자생물학'이라는 새로운 학문이 탄생한 날이다. 바로 과학 잡지 〈네이처〉에 제임스 왓슨과 프랜시스 크릭이 'DNA 분자 구조'에 관한 논문을 발표한 날이기 때문이다.

DNA 구조 발견의 공로를 인정받아 왓슨과 크릭은 모리스 윌킨스와 공동으로 1962년에 노벨 생리의학상을 받았다. 하지만 그들의 영광 뒤에는 한 여성 과학자의 안타까운 이야기가 숨어 있다.

당시 '최초의 DNA 구조 발견자'라는 영예를 차지하기 위해 경쟁하던 과학자들은 영국 케임브리지 대학의 왓슨과 크릭, 미국의 물리학자 라이너스 폴링 그리고 영국 런던 킹스칼리지의 윌킨스와 로잘린드 프랭클린 등이었다.

왓슨과 크릭이 DNA 구조를 밝혀내는 데 결정적인 역할을 한 것은 바로 프랭클린이 찍었던 **X-선 회절 사진**이었다. 왓슨과 크릭은 이 사진에서 두 가닥의 DNA가 이중나선으로 꼬여 있다는 것을 발견했다.

문제는 이 사진을 프랭클린과 사이가 좋지 않았던 동료 윌킨스가 그녀의 허락도 없이 왓슨과 크릭에게 제공했다는 것이다. 프랭클린의 X-선 회절 사진에서 결정적 힌트를 얻은 두 사람은 바로 나선형 DNA 모델을 만들어 논문으로 발표했다. 하지만 논문에서 프랭클린의 이름은 찾아볼 수 없었고, 그녀의 공로도 제대로 인정하지 않았다. 이 때문에 왓슨과 크릭은 "프랭클린의 성과를 도둑질했다."는 비난을 받기도 했다.

프랭클린은 DNA 연구에서 어떤 영광도 얻지 못한 데다, 37살의 젊은 나이로 **난소암**에 걸려 세상을 떠나면서 비운의 과학자로 남고 말았다. 연구실에서 엑스선을 너무 많이 쏘인 탓이었다.

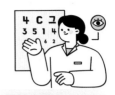

분자

물질을 구성하는 기본 단위. 여러 개의 원자가 결합해 만들어진다. 물 분자(H_2O)는 2개의 수소 원자(H)와 1개의 산소 원자(O)가 결합한 것이다. 분자는 매우 작아서 눈으로 볼 수 없으며, 전자 현미경 같은 고급 현미경을 사용해야만 관찰할 수 있다.

X-선 회절 사진

물질의 미세한 구조를 시각적으로 표현하기 위해 X-선을 이용해 찍은 사진이다.

분자생물학

생명 현상을 분자 수준에서 이해하고자 하는 학문. DNA, RNA, 단백질 등의 구조와 기능을 주로 연구한다.

난소암

여성의 생식기관인 난소에 생기는 악성 종양. 주로 50~70대 여성에게 많이 발생한다. 유전이나 호르몬, 환경 요인으로 생길 수 있다.

단어 꿀꺽!

 "원자와 원자가 결합하면 □□가 돼. 물은 수소 원자와 산소 원자가 결합한 거야."

 "와! 너 정말 똑똑하다!"

 "너는 어떤 과학자가 되고 싶니?"

 "저는 DNA와 RNA의 구조와 기능을 연구하는 □□□□□자가 되고 싶어요."

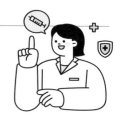

Q ▶ DNA 이중나선이란 무엇일까?

A ▶ DAN의 구조를 한마디로 표현하는 용어이다. '나선'이란 여러 갈래로 꼬인 용수철 모양의 곡선을 말하는데, DNA는 이중으로 꼬인 나선 모양을 하고 있다.

DNA(Deoxyribonucleic acid, 데옥시리보핵산)는 세포의 핵 안에 있는 핵산의 하나로서, 모든 생명체의 유전 정보가 들어 있는 분자다. DNA의 구조는 언뜻 살펴보면 단순해 보인다. 나선의 등뼈는 인산과 당이 교대로 연결되어 있고, 나선의 안쪽에는 4가지 염기(아데닌 A, 구아닌 G, 시토신 C, 티민 T)가 달려 있다. 염기 중 아데닌은 티민과 결합하고, 구아닌은 시토신과 짝을 이루어 결합하고 있다. 염기쌍이 배열된 순서가 유전정보를 담고 있는 암호 역할을 한다.

Q ▶ 프랭클린은 왜 노벨상을 받지 못했을까?

A ▶ 노벨상은 다이너마이트를 발명한 스웨덴의 과학자 알프레트 노벨의 유언에 따라 1901년부터 인류에게 크게 공헌한 사람이나 단체에게 주는 상이다. 해마다 10월 초에 화학, 물리학, 생리의학의 과학 분야와 평화, 문학, 경제학까지 총 6개 부문에서 수상자를 발표한다.

노벨상 위원회는 각 분야의 전문가들이 추천한 후보자들의 업적을 검토하고 평가해 최종 후보를 결정하고 수상자를 선정한다. 수상자들이 받는 상금은 해마다 조금씩 달라지는데, 대략 800만에서 1,000만 스웨덴 크로나 사이이다. 1,000만 크로나는 약 14억 원 정도이다. 공동으로 상을 받으면 상금을 나눠 받는다.

그렇다면 DNA 구조를 밝히는 데 크게 공헌한 프랭클린은 왜 노벨상을 받지 못했을까? 왓슨 등이 노벨상을 받았던 1962년에 그녀는 이미 세상을 떠났기 때문이다. 노벨상은 살아 있는 사람에게만 준다.

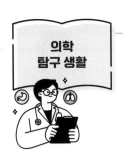
DNA의 유전 정보가 전해지는 과정

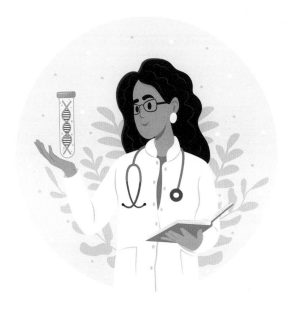

DNA에는 생명체의 활동에 필요한 모든 유전 정보가 들어 있다. 그 유전 정보는 세포가 살아가는 데 필요한 온갖 궂은일을 도맡아 하는 단백질을 만드는 설계도라고 할 수 있다. 단백질을 만들려면 우선 DNA의 유전 정보가 세포 밖으로 전해져야 하는데, 이 역할은 DNA의 조수인 RNA가 맡고 있다.

DNA에 담긴 정보를 넘겨받은 RNA는 단백질 생산 공장인 '리보솜'에 도착한다. 리보솜은 RNA가 전해 준 정보에 따라 단백질을 구성하는 기본 요소인 아미노산을 조립해 단백질을 만든다.

정리하면, DNA의 정보는 RNA를 거쳐 리보솜으로 전달되고, 이를 바탕으로 리보솜에서 아미노산을 원료 삼아 단백질을 만든다 (DNA → RNA → 단백질). 이는 생명체가 살아 나가는 데 필수적인 과정이다.

DNA에 문제가 생기면 일어나는 일

DNA에 담긴 유전 정보가 올바르지 않다면 우리 몸에는 많은 곤란한 일이 생긴다. 제대로 된 단백질을 만들지 못하기 때문에, 세포는 정상적으로 살아가기가 매우 어렵다.

우선 DNA에 문제가 생기면 유전 질환이 생길 수 있다. 예를 들면 적혈구의 모양이 둥글지 않고 낫 모양이 되는 '낫 모양 적혈구 빈혈증'이 나타난다.

그 외에도 DNA의 손상이나 돌연변이는 암이나 선천성 질병 그리고 기형 같은 다양한 문제를 일으킨다. 또 외부 침입자로부터 우리 몸을 보호하는 면역계에도 문제를 일으킬 수 있는데, 면역 시스템이 고장나면 감염에 대한 저항력이 약해져 쉽게 감염에 걸린다.

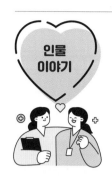

로잘린드 프랭클린

Rosalind Elsie Franklin

1920~1958

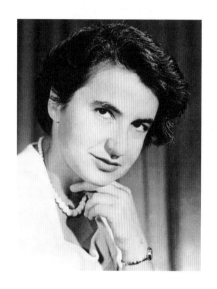

프랭클린은 영국 런던의 유대인 집안에서 태어났다. 어려서부터 과학에 흥미를 느낀 그녀는 케임브리지 대학교에서 화학을 공부했고 석탄과 흑연의 구조를 밝히는 연구로 1945년 박사 학위를 받았다.

프랑스에서 X−선 회절 기법을 배운 프랭클린은 1951년 킹스칼리지로 옮겨 DNA 구조 연구를 시작했다. 그녀가 X−선을 100시간 쪼여서 얻은 '사진 51'로 알려진 DNA의 X−선 회절 사진은 왓슨과 크릭이 DNA의 이중나선 구조를 밝히는 데 결정적인 아이디어를 제공했다.

당시 킹스칼리지는 여성 과학자인 프랭클린이 연구하기에 적합한 곳은 아니었다. 영국 국교회의 전통을 따르던 킹스칼리지는 여성 차별이 매우 심했다. 남자 교수들은 그녀를 동료 과학자로 대하지 않았고, 심지어 여자 교수들은 교직원 식당 이용이 금지되어 학생들과 식사를 해야 했다.

DNA 구조 발견에 대한 프랭클린의 공로는 그녀가 죽고 나서야 비로소 인정받았다. 영국의 왕립학회는 2003년 프랭클린을 기리기 위해 '로잘린드 프랭클린 상'을 제정해 해마다 뛰어난 업적을 남긴 여성 과학자들에게 수여하고 있다.

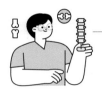

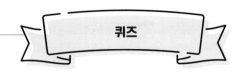
1 핵 속의 DNA는 어떤 모양을 하고 있을까?

[ ][ ][ ][ ] 구조

2 DNA에 담겨 있는 것은 무엇일까?

① 유전 정보   ② 국적

③ 질병   ④ 혈액형

3 DNA는 어디에 있을까?

① 세포의 핵   ② 세포막

③ 세포질   ④ 세포벽

4 맞는 것에는 ○, 틀린 것에는 ×표를 해보자.

① 로잘린드 프랭클린은 최초의 여성 노벨상 수상자이다. (　　)

② DNA는 이중나선 구조를 하고 있다. (　　)

③ DNA구조를 최초로 발견한 사람은 로잘린드 프랭클린이다. (　　)

④ DNA에 문제가 생기면 유전 질환이 생길 수 있다. (　　)

5 알고 있는 여성 과학자 3명의 이름을 써보자.

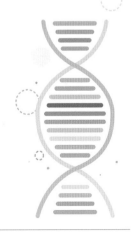

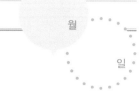
전사자의 신원을 밝혀내는 기술

적은 양의 DNA를 복제해 증폭하는 PCR 검사

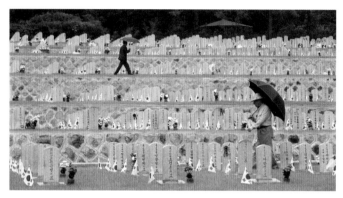

국립서울현충원

국립서울현충원에는 나라를 위해 목숨을 바쳤던 호국 병사들의 유해를 가족의 품으로 돌려보내기 위해 설립된 '국방부 유해발굴감식단'이라는 곳이 있다. 1950년 시작된 한국전쟁에서 국군 전사자는 약 16만 명이나 되지만, 아직도 12만 명의 유해를 찾지 못했다. 한국전쟁 전사자의 유해 발굴은 2000년부터 시작되었는데 지금까지 11,349구의 유해를 찾아 이중 233명을 가족에게 돌려보냈다. 아직 갈 길이 멀다.

유해발굴감식단의 담당자는 "유해 발굴과 감식과 유전자 분석이 한 공간에서 이뤄지는 효율적인 시스템을 갖추었고, DNA 추출과 PCR(Polymerase Chain Reaction, 중합효소연쇄반응) 기술이 발전하면서 신원을 확인하는 작업이 빨라지고 있다."고 밝혔다.

원래 과학 용어인 PCR은 코로나19 덕분에 우리에게 익숙해졌다. 신문이나 방송에 워낙 자주 등장하기도 했고, 감염 여부를 알기 위해 PCR 검사를 한 사람들도 많았기 때문이다.

PCR은 적은 양의 DNA를 복제해 증폭하는 과정을 말한다. PCR 검사를 이용하면 오래전에 땅에 묻혀 뼈만 남은 유해에서 얻은 적은 양의 DNA로도 신원 확인이 가능한 만큼의 DNA를 얻을 수 있다. 첨단 기술로 전사자들이 하루빨리 가족을 만날 수 있기를 기대한다.

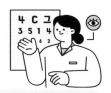

호국

나라를 보호하고 지키는 것을 말한다.

감식

범죄 수사 등에서 신원을 확인하거나 사망 원인 등을 분석하는 것을 말한다.

유해 발굴

사람이 죽은 후 땅속에 남은 몸. 즉 시신이나 뼈 (유해)를 찾아내는 작업이다.

PCR

중합효소연쇄 반응. DNA의 특정 부분을 증폭시 키는 과정이다.

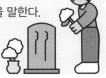

단어 꿀꺽!

 "현충일이 있는 6월은 □□ 보훈의 달이야."

 "6월 25일은 □□□□□ 이 일어난 날이지."

 "유해 □□은 왜 하나요?"

 "돌아가신 분들의 신원을 확인하고, 그분들의 가족에게 알리기 위해서야. 또 역사적인 사건을 연구하는 데도 도움이 돼."

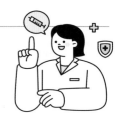

Q 죽은 지 오래된 사람의 신원을 확인하는 방법은 무엇일까?

A 시간이 오래 흐르면 DNA가 많이 분해되지만, PCR을 이용하면 작은 조각에서 얻은 적은 양의 DNA라도 분석할 수 있다. DNA는 보통 뼈, 치아, 머리카락 등 시간이 지나도 잘 보존되는 조직에서 얻는다. 최근에는 DNA 추출 기술이 많이 발전해 이전보다 더 많은 양의 DNA를 얻을 수 있게 됐다.

DNA를 얻고 나면 PCR 기법을 이용해 추출한 DNA의 특정 부분을 증폭한다. 보통 이 부분은 개인 식별에 도움이 되는 혈액형, 키, 성별 등의 유전적 정보를 포함한다. 이렇게 얻어낸 정보를 종합 분석해 그 사람의 유전적 특징이 담긴 유전자 보고서를 만들고, 이를 가족의 정보와 비교해 신원을 확인하면 된다.

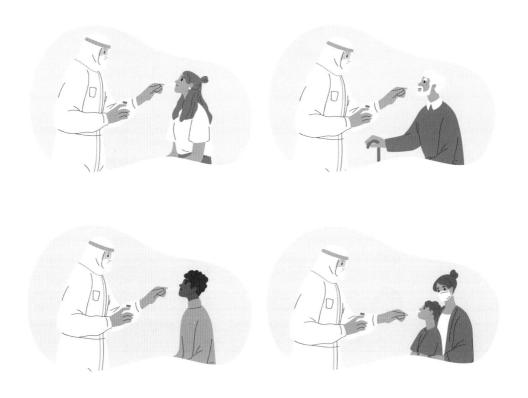

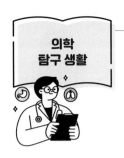
PCR의 원리

같은 내용의 문서를 원하는 대로 얻을 수 있
는 복사기처럼 PCR은 DNA를 복사하는 기계
라고 생각하면 좋다. 원하는 DNA를 증폭하
는 데 필요한 것은 '프라이머'와 'DNA 복제
효소'이다.

　프라이머는 짤막한 크기의 DNA인데 원본
DNA에 붙어서 복제를 시작하게 만든다. 고
온의 온천지대에 사는 세균에서 찾아낸 DNA
복제효소는 90°C가 넘는 고열을 견딜 수 있다.

　PCR은 세 가지 단계로 구성된다. 첫 단계
에서는 DNA 이중나선에 열을 가해 DNA를
한 가닥으로 푼다. 다음에는 원본 DNA의 증
폭하고자 하는 부분의 양 끝에 프라이머를
붙인다. 세 번째는 새로운 DNA를 만드는 단
계인데, DNA 복제효소가 프라이머 바로 뒤
에 염기들을 하나씩 붙여가며 새로운 DNA
가닥을 만든다.

　이 과정을 여러 번 반복하면 DNA는 2배,
4배, 8배, 16배로 불어난다. 즉 DNA 하나만
있어도 30번의 PCR 반응 후에는 10억 개 이
상의 DNA를 얻을 수 있게 되는 것이다.

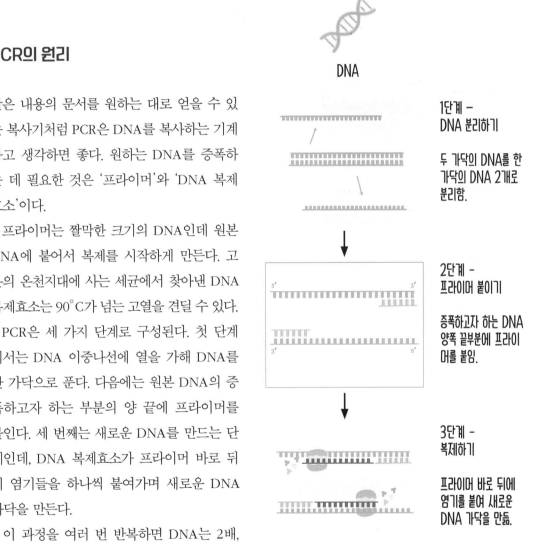

DNA

1단계 -
DNA 분리하기

두 가닥의 DNA를 한
가닥의 DNA 2개로
분리함.

2단계 -
프라이머 붙이기

증폭하고자 하는 DNA
양쪽 끝부분에 프라이
머를 붙임.

3단계 -
복제하기

프라이머 바로 뒤에
염기를 붙여 새로운
DNA 가닥을 만듦.

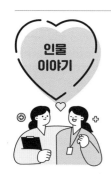

캐리 멀리스

Kary Banks Mullis

1944~2019

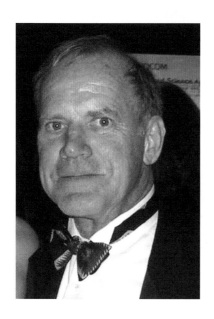

DNA를 연구하는 사람들에게 없어서는 안 되는 도구인 PCR은 미국의 과학자 캐리 멀리스가 개발했다. 전 세계 연구실이나 병원 중 PCR을 사용하지 않는 곳을 찾기 힘들 정도로 PCR은 생화학과 분자생물학 등의 분야에서 매우 중요한 자리를 차지하고 있는 방법이다.

1944년 미국 노스캐롤라이나주 르느와르에서 태어난 멀리스는 캘리포니아 대학교 버클리에서 생화학 박사 학위를 받은 후 여러 연구소와 기업에서 근무했다. 그는 1985년 DNA의 특정 부분을 빠르게 증폭하는 방법인 PCR을 개발했고 이 공로를 인정받아 1993년에 노벨 화학상을 받았다. 새로운 발견이나 아이디어가 아닌 기술 개발의 업적을 인정받아 노벨상을 탄 사람은 멀리스가 처음이다.

그는 괴짜 과학자로도 유명하다. 박사 과정 중에는 실험실에서 환각제의 하나인 LSD를 합성해 복용하고 환각 상태에서 실험하기도 했다. 노벨상 수상 이후 단 한 편의 논문도 발표하지 않았고 황당한 주장을 펼치기도 해, 과학계의 이단아로 불렸다.

1 아주 적은 양의 DNA라도 충분히 복제해 질병의 진단이나 신원 확인 등에 사용할 수 있는 과학적 방법은 무엇일까?

① 혈액 검사

② 척수 검사

③ 중합효소연쇄반응

④ 단백질 검사

2 DNA를 대량으로 복제하는 방법을 최초로 발견해 1993년에 노벨 화학상을 받은 미국의 과학자는 누구일까?

① 캐리 멀리스

② 아이작 뉴턴

③ 조지프 프리스틀리

④ 마이클 스미스

3 PCR 검사를 통해 무엇을 확인할 수 있을까?

① 혈액형　　　　　　　② 유전자 정보

③ 체온　　　　　　　　④ 심박수

4 PCR 검사는 주로 무엇을 증폭시키기 위해 사용될까?

① 단백질　　　　　　　② DNA

③ 세포　　　　　　　　④ 물

5 한국 전쟁이 일어난 때는 언제일까?

☐☐☐☐ 년

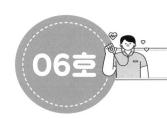
생명을 구한 기적의 약, 인슐린

인슐린을 발견한 프레더릭 밴팅

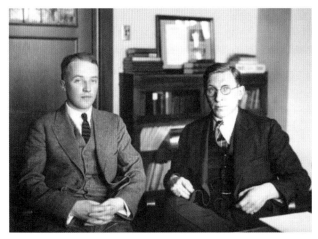

당뇨병 치료제를 발견한 밴팅(오른쪽)과 베스트

11월 14일은 전 세계적으로 늘어나고 있는 **당뇨병**에 대한 인식을 새롭게 하도록 국제당뇨병 연맹과 **세계보건기구**가 제정한 '세계 당뇨병의 날'이다. 특히 지난 2021년은 당뇨병 치료제인 **인슐린**이 발견된 지 100주년이 되는 해였다.

의학 역사상 가장 위대한 업적의 하나로 꼽히는 인슐린은 1921년 캐나다의 프레더릭 밴팅과 찰스 베스트가 발견했다. 이듬해인 1922년부터 치료에 사용된 인슐린은 죽음의 병으로 불리던 당뇨병을 관리 가능한 병으로 바꿔놓았다. 마땅한 치료법이 없던 시절에는 당뇨병에 걸리면 목숨을 잃을 수밖에 없었다.

밴팅은 의과대학 시절부터 단짝이었던 친구가 당뇨병으로 죽어가는 것을 보고 당뇨병 치료법을 연구하기로 결심했다. 그는 **췌장**에서 인슐린을 온전하게 추출해낼 수 있는 아이디어를 생각해 냈지만, 실험할 만한 연구 공간과 장비가 없어 토론토 대학교의 생리학 교수인 존 매클라우드에게 도움을 청했다.

매클라우드는 밴팅에게 실험실과 실험 동물을 제공하고 대학원생인 찰스 베스트에게 연구를 돕도록 했다. 1921년 여름 동안 여러 차례의 실험을 통해 췌장에서 추출한 물질을 당뇨병이 생긴 개에게 주사해 혈당을 낮출 수 있다는 것을 발견했다.

생화학자 제임스 콜립의 도움으로 인슐린을 순수하게 분리한 밴팅은 당뇨병에 걸려 사경을 헤매던 14살 소년 레너드 톰슨에게 처음으로 인슐린을 주사했다. 혈당 수치는 성공적으로 낮아졌고, 톰슨은 목숨을 구할 수 있었다.

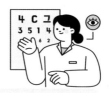

용어 설명

당뇨병

소변으로 포도당이 배출된다고 해 이름이 붙여진 병. 췌장에서 인슐린을 만들지 못하는 제1형 당뇨병과 정상적으로 인슐린이 기능하지 않는 제2형 당뇨병으로 나뉜다.

세계보건기구

WHO(World Health Organization), 국제공중보건을 책임지는 유엔의 전문기구이다. 전 세계적으로 보건 문제를 해결하기 위해 협력하고, 전염병의 확산을 막으며, 각국의 보건정책 개발과 실행을 돕는다. 1948년에 설립되었으며 본부는 스위스 제네바에 있다.

인슐린

췌장의 베타세포에서 만들어 분비하는 호르몬. 혈액에서 포도당을 세포 안으로 옮겨 혈당을 조절하는 등 탄수화물과 지방의 대사에 중요한 역할을 한다.

췌장

우리 몸의 소화기관 중 하나로, 소화효소를 분비해 음식의 소화를 돕는다. 그리고 인슐린과 글루카곤과 같은 호르몬을 분비해 혈당을 조절하는 내분비기관이기도 하다. 위장의 뒤쪽에 위치하고 있다.

단어 꿀꺽!

 "우리 할아버지는 인슐린을 만들지 못하는 □□□이라서 매일 아침 주사를 맞으셔."

 "아, 그럼 소변으로 □□□이 빠져나가는 병이구나?"

 "인슐린을 만드는 우리 몸속 기관은 □□이야."

 "응, 위장의 뒤쪽에 있지."

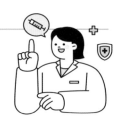

Q 당뇨병 환자들은 왜 죽을 수밖에 없었을까?

A

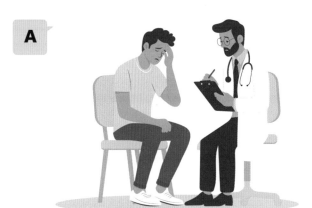

건강한 사람은 포도당이 신장에서 모두 재흡수되기 때문에 소변으로 배설되지 않는다. 그러나 혈액 속의 포도당 수치(혈당)가 지나치게 높은 상황이 계속되면 신장은 미처 다 재흡수하지 못하고 남은 것을 배설하게 된다.

혈당이 높아지는 이유는 인슐린이 부족하거나 제대로 작용하지 않기 때문이다. 인체의 중요한 에너지원인 포도당을 세포가 이용할 수 있게 하는 인슐린이 없다면 세포는 에너지를 쓸 수도, 저장할 수도 없다. 그렇기 때문에 당뇨병에 걸리면 세포는 포도당 대신 몸에 저장된 지방이나 근육의 단백질을 에너지원으로 사용할 수밖에 없다. 그 결과 체중은 심하게 줄어들고, 신장장애, 심근경색, 뇌출혈, 시력상실이나 신경장애 등 다양한 합병증이 생겨 결국은 목숨을 잃게 된다.

Q 밴팅과 베스트는 어떻게 인슐린을 온전하게 추출할 수 있었을까?

A 밴팅은 췌장의 호르몬 생산 세포가 모인 '랑게르한스섬'에서 분비하는 어떤 물질이 당뇨병과 관계가 있다는 것을 알게 됐다. 하지만 문제는 췌장에서 인슐린을 분해하는 소화효소도 같이 만들어 낸다는 데 있었다. 만약 췌장 조직을 분쇄기로 통째 갈아서 추출물을 얻으면 인슐린은 소화효소 때문에 모두 파괴되고 만다. 밴팅과 베스트는 췌장관을 묶어 소화효소가 나오는 것을 막은 후에 인슐린을 온전하게 추출할 수 있었다.

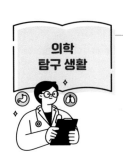

제1형 당뇨병과 제2형 당뇨병

우리 몸의 면역계가 췌장의 인슐린 생산 세포인 베타세포를 공격해 파괴해 버려 인슐린을 거의 만들지 못하는 것이 제1형 당뇨병이다. 주로 30세 이전, 특히 소아기에 많이 발생하는데 전체 당뇨병 환자의 5~10% 정도가 제1형 당뇨병에 속한다.

전체 환자의 90~95%가 속하는 제2형 당뇨병은 보통 30세 이상의 성인에게서 주로 발병한다. 제2형 당뇨병은 인슐린 작용에 대한 저항성이 생겨 몸이 필요로 하는 인슐린의 양이 결국 부족하게 되는 것이다. 체중이 많이 나가는 사람은 인슐린 저항성이 생기기 쉽다.

당뇨병의 치료 방법

당뇨병 치료의 목표는 혈당 수치를 정상 범위에 가깝게 유지해 합병증을 예방하는 것이다. 치료 방법은 운동, 식이요법 그리고 약물 치료 등이다.

제1형 당뇨병은 인슐린이 절대적으로 부족한 상황이므로 인슐린 주사만이 유일한 치료법이다. 반면에 제2형 당뇨병은 운동과 식이요법으로 체중을 줄여 인슐린 작용을 원활하게 해 주는 것으로 치료를 시작한다. 증상이 심해지면 혈당을 낮추는 약물이나 인슐린을 사용한다.

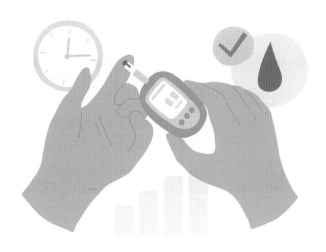

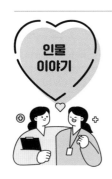
프레더릭 밴팅

Frederick Banting

1891~1941

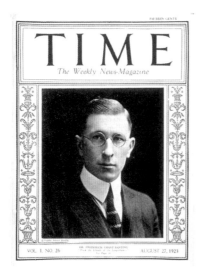

1891년 캐나다의 작은 마을에서 태어난 밴팅은 토론토 대학교에서 의학을 공부했다. 대학을 졸업한 그는 제1차 세계대전에 참전해 군의관으로 복무했다.

밴팅은 매클라우드 교수의 실험실에서 베스트와 함께 인슐린을 추출하는 데 성공했고, 1922년에 최초의 인슐린 치료제를 만들었다.

밴팅은 역사적인 인슐린 발견의 공로를 인정받아 1923년에 최연소 노벨 생리의학상을 받았다. 인슐린 발견에서 수상까지 불과 2년밖에 걸리지 않았을 정도로 빠르게 이루어진 수상이었다. 하지만 밴팅과 같이 상을 받은 사람은 실험을 같이했던 베스트가 아니라 매클라우드 교수였다. 이 결정이 마음에 들지 않았던 밴팅은 상금의 절반을 베스트와 나누었다.

정직하고 우직한 성품을 가진 밴팅은 인슐린 발견을 개인의 영광이 아닌 인류 모두의 자산으로 여겼다. 밴팅과 베스트는 막대한 재산을 모을 수 있는 기회를 포기하고 인슐린 제조 특허권을 토론토 대학교에 단 1달러에 양도했다. 덕분에 인슐린은 빠르게 당뇨병의 표준 치료법으로 자리잡게 되었다.

그 후에도 다양한 의학 연구를 계속하던 밴팅은 제2차 세계대전이 일어나자 50세의 나이에 군의관으로 입대했고 비행기 사고로 1941년에 세상을 떠났다. 그의 발견은 전 세계 많은 당뇨병 환자에게 희망을 안겨 주었다.

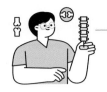

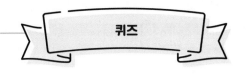

1 인슐린을 발견해 노벨 생리의학상을 받은 캐나다의 의사는 누구일까?

프레더릭 ☐☐

2 포도당을 세포가 이용할 수 있게끔 도와주는 호르몬인 인슐린을 만드는 세포는 어느
   장기에 있을까?

   ☐☐

3 당뇨병은 무엇 때문에 발생할까?

   ① 너무 많이 먹어서
   ② 인슐린이 부족하거나 제대로 작동하지 않아서
   ③ 운동을 너무 많이 해서
   ④ 잠을 많이 자서

4 혈당은 무엇을 의미할까?

   ① 혈액 속의 당분
   ② 혈액 속의 단백질
   ③ 혈액 속의 지방
   ④ 혈액 속의 비타민

5 혈당이 너무 낮아지는 상태를 무엇이라고 할까?

   ① 고혈당
   ② 저혈당
   ③ 정상 혈당
   ④ 과혈당

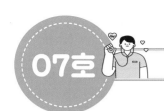
반려동물의 건강을 위한 예방접종

광견병 백신을 발견한 루이 파스퇴르

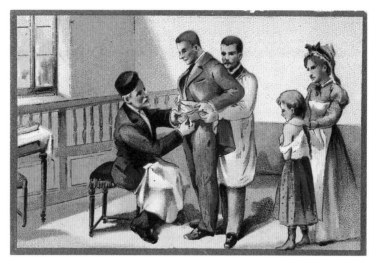
광견병 백신을 주사하는 파스퇴르

정부에서는 매년 광견병 예방을 위한 반려동물 **백신** 접종을 시행한다. 특히 사람과 반려동물의 야외 활동이 늘어나는 봄이나 가을철에는 백신을 꼭 접종해야 한다.

광견병은 주로 동물이 사람에게 옮기는 바이러스성 질병으로 '**인수공통감염병**'의 하나이다. 대부분 감염된 야생 동물(너구리, 박쥐, 들개 등)에게 물리거나 긁혀 전파된다. 개나 고양이 같은 반려동물이 광견병에 걸린 야생 동물과 접촉해도 감염될 수 있다.

상처를 통해 인체에 침입한 **바이러스**는 신경계를 따라 뇌와 척수로 이동해 염증을 일으킨다. 초기에는 발열, 두통, 피로감 등 가벼운 증상이 시작되지만 불안, 혼란, 마비 같은 심각한 신경 증상으로 발전한다. 광견병은 일단 증상이 생기면 적당한 치료법이 없는 매우 치명적인 질병이어서 예방이 매우 중요하다.

광견병 백신은 프랑스의 루이 파스퇴르와 에밀 루에 의해 개발되었다. 파스퇴르는 1885년 광견병 개에 물린 9살 조제프 마이스터에게 처음으로 백신을 투여해 성공적으로 광견병 증상을 예방했다. 파스퇴르의 광견병 백신은 사람을 대상으로 한 최초의 성공적인 백신이다.

용어 설명

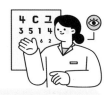

백신

어떤 질병에 대한 면역력을 높이기 위해 투여하는 물질. 질병을 일으키는 병원체(바이러스나 세균)를 약하게 만들어 투여한다.

바이러스

핵산(DNA나 RNA)과 단백질 껍질로 이루어진 작은 미생물. 혼자서는 살지 못하고 다른 생물의 세포 안에 들어가야만 증식할 수 있다. 감기나 독감, 그리고 코로나19 같은 다양한 감염증을 유발할 수 있다.

인수공통감염병

사람과 척추동물 사이에 자연적으로 전파되는 질병이나 감염증을 말한다.

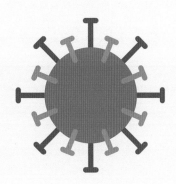

단어 꿀꺽!

 "대표적인 미생물은 바이러스, 곰팡이, ☐☐ 등이야."

 "그러면 감기도 미생물에 의한 거네?"

 "응. 그리고 코로나 바이러스나 조류독감, 광견병처럼 사람과 동물 사이에 전파되는 전염병을 ☐☐☐☐☐☐병이라고 해."

 "맞아. 우리집 강아지도 코로나 바이러스에 걸렸어."

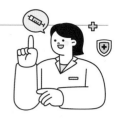

궁금 해결사

Q 우리나라에서는 광견병이 얼마나 발생할까?

A 옛날에는 광견병이 흔했고 매우 무서운 질병이었지만, 적극적인 예방접종 프로그램과 관리 덕분에 최근에는 거의 발생하지 않는다. 너구리 같은 야생 동물에게 발생하는 경우가 대부분이므로, 반려동물에게 정기적으로 예방접종을 하고 야생 동물과의 접촉을 피하는 것이 중요하다. 광견병 환자는 2004년을 마지막으로 이후에는 보고되지 않았다.

Q 광견병 개에게 물린 다음 백신을 투여해도 광견병을 막을 수 있을까?

A 광견병 개에게 물리더라도 바로 증상이 나타나는 것은 아니다. 광견병 바이러스가 신경계로 이동하는 데 시간이 걸리기 때문이다. 잠복기(감염 후 첫 증상이 나타날 때까지의 기간)는 물린 정도나 부위에 따라 평균 20~60일이지만 1년 이상 걸리는 때도 있다. 만약 머리에 가까운 부위를 물렸다면 잠복기가 짧아진다.

　백신을 투여해 효과가 나타나려면 몇 주가 필요한데, 광견병의 잠복기는 이보다 길어서 바이러스 감염 후에 투여해도 바이러스 퇴치가 가능하다. 따라서 감염 초기에 빨리 백신을 투여하면 우리 몸의 면역계가 바이러스에 대응할 수 있는 능력을 갖출 수 있다.

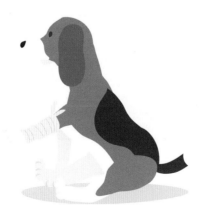

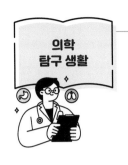

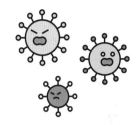

파스퇴르의 광견병 백신 개발 과정

닭 콜레라와 탄저병 백신 개발에 성공한 파스퇴르는 비슷한 방법으로 광견병 백신도 만들 수 있겠다고 생각했다.

그는 광견병에 걸린 토끼의 척수 신경 조직에서 바이러스를 분리한 다음, 말려서 병원성이 약해진 바이러스를 만들었다.

이렇게 감염성이 줄어든 바이러스를 개, 기니피그, 토끼 등 동물에 주입해 면역 반응이 생기는 것을 확인한 파스퇴르는 광견병에 걸린 개에 물린 소년에게 백신을 투여해 치료에 성공했다.

백신을 맞아야 하는 이유

백신 예방접종은 감염병 예방에 가장 안전하고 효과적인 방법이다. 세계보건기구와 각국 정부의 백신 예방접종 사업은 심각한 질병의 발생을 줄이는 데 크게 이바지했다. 예를 들어, 천연두 같은 질병은 백신 덕분에 이제 지구상에서 완전히 사라졌다.

백신을 맞으면 면역력이 올라가므로 질병에 걸리더라도 증상이 가볍게 지나갈 수 있다. 특히 면역력이 약한 6살 미만의 영유아나 노인에게는 백신 접종이 더욱 중요하다.

많은 사람이 백신을 맞으면 집단 면역이 만들어져 질병의 전파를 막을 수 있다. 이것은 여러 가지 이유로 백신을 맞지 못하는 사람들을 보호하는 효과도 가져온다.

또 백신 접종으로 질병을 미리 예방하면 질병 치료에 드는 비용을 크게 줄일 수 있다.

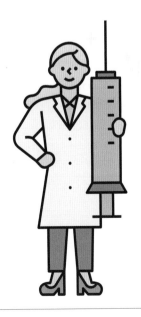

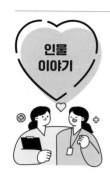
루이 파스퇴르

Louis Pasteur

1822~1895

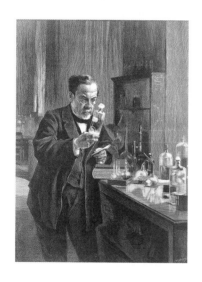

전염병의 원인이 세균 같은 미생물 때문이라는 것을 밝혀내 '미생물학의 아버지'로 불리는 파스퇴르는 1822년 프랑스의 작은 마을에서 태어났다. 그림 그리기를 좋아해 화가가 되기를 꿈꾸었던 그는 대학 시절 유명한 화학자 장바티스트 뒤마의 강의에 감명받아 화학 연구에 몰두하기 시작했다.

파스퇴르는 와인의 맛이 빨리 변하는 문제를 해결해 달라는 양조업자의 의뢰를 받아 연구하던 중 '발효'라는 현상을 처음으로 발견했다. 발효란 포도당이 효모라는 미생물에 의해 알코올과 탄산가스로 분해되어 에너지가 생기는 과정을 말한다.

효모와 함께 사는 다른 세균이 와인 맛을 변하게 한다는 것을 발견한 파스퇴르는 60~65℃에서 저온 살균 처리를 하면 효모는 죽지 않고 세균만 죽어 와인이 상하지 않는다는 것을 밝혀냈다. 이를 '저온 살균법'이라 부른다.

파스퇴르는 '백조목 플라스크 실험'을 통해 공기 중의 미생물이 음식을 부패시킨다는 사실을 알아내 미생물의 존재를 입증했다. 이 실험으로 파스퇴르는 2천여 년 동안 이어져 오던 '자연발생설'이 잘못된 믿음이었다는 것을 밝혔다. 자연발생설은 생물이 부모 없이도 저절로 생겨날 수 있다는 생각이다.

또 질병의 원인이 되는 병원체를 직접 분리해 인공적인 백신을 최초로 만든 것도 파스퇴르였다. 약해진 닭 콜레라 병원균을 닭에게 주입하면 닭은 면역이 생겨 콜레라에 걸리지 않았다. 파스퇴르는 탄저병 백신(1881년)과 광견병 백신(1885년) 개발에도 성공했다.

프랑스 사람들은 역사 인물 가운데 파스퇴르를 가장 위대한 사람으로 여긴다. 수많은 생명을 앗아가던 전염병의 공포로부터 인류를 구한 파스퇴르는 그의 이름을 따 1888년 만들어진 파스퇴르 연구소에서 연구하다가 72살의 나이로 세상을 떠났다.

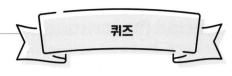

1 광견병 백신을 처음으로 개발한 프랑스의 과학자는 누구일까?

루이 ☐ ☐ ☐ ☐

2 광견병 예방을 위해 가장 중요한 것은 무엇일까?

① 백신 예방접종

② 건강한 식생활

③ 철저한 개인위생

④ 적절한 항생제 투여

3 광견병은 주로 어떤 동물에게서 전염될까?

① 토끼   ② 개

③ 새   ④ 물고기

4 루이 파스퇴르의 연구는 어떤 산업에 큰 영향을 미쳤을까?

① 자동차 산업   ② 식품 및 음료 산업

③ 패션 산업   ④ 건축 산업

5 맞는 내용에는 ○, 틀린 내용에는 ×표를 해보자.

① 파스퇴르는 자연발생설을 주장했다. (   )

② 동물과 사람 사이에 전파되는 전염병을 인수공통감염병이라고 한다. (   )

③ 되도록 백신은 맞지 않는 것이 좋다. (   )

④ 인공적인 백신을 최초로 만든 사람은 파스퇴르다. (   )

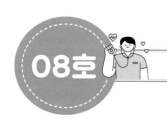

노벨상 뒤에 숨겨진 퀴리 가의 비극
방사능의 중요성과 위험성

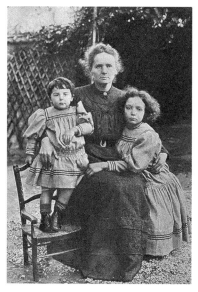

마리 퀴리와 두 딸

마리 퀴리의 가족과 후손이 받은 노벨상은 무려 6개나 된다. 마리는 남편 피에르 퀴리와 앙리 베크렐과 함께 방사능에 관한 연구 업적으로 1903년 노벨 물리학상을 받았고, 1911년에는 방사성 물질인 폴로늄과 라듐 발견의 공로를 인정받아 노벨 화학상을 단독으로 수상했다. 그리고 큰딸 이렌 졸리오 퀴리와 사위 프레더릭 졸리오는 공동으로 1935년에 노벨 화학상을 받았다. 그뿐만 아니라 1965년에는 둘째 사위인 헨리 라부이스가 국제 연합 어린이기금(UNICEF)을 대표해 노벨 평화상을 받았다.

하지만 그들의 과학적 영광과 화려함 뒤에는 비극적인 사실이 숨겨져 있다. 당시는 방사능의 위험성이 전혀 알려지지 않았던 시절이었다. 마리와 남편은 특별한 보호 장비도 없이 실험을 진행했기 때문에 엄청난 양의 방사능에 노출되었다. 마리는 붉게 타는 방사성 물질을 침대 머리맡에 두기도 하고 셔츠 주머니나 바지 뒷주머니에 라듐이 들어 있는 시험관을 넣고 다니기도 했다.

오랜 시간 방사능에 노출된 마리의 몸은 걸어 다니는 종합병원일 정도로 건강이 좋지 않았다. 원인 모를 피로감과 온몸의 통증, 손의 화상, 시력 장애, 백내장 등으로 오랫동안 고생하던 그녀는 결국 1934년 백혈병으로 스위스의 한 요양원에서 67살에 삶을 마쳤다. 안타깝게도 비극은 마리에게서 끝나지 않았다. 대를 이어 방사능을 연구하던 딸 이렌 역시 백혈병으로 59살에 세상을 떠났기 때문이다.

피에르와 함께 프랑스의 국립묘지인 팡테옹에 묻힌 마리의 몸에서는 여전히 방사능이 검출될 정도여서 관을 납으로 특수처리를 해야만 했다. 그녀가 연구할 때 사용하던 실험 노트 역시 방사능 오염 때문에 관람객들은 방호복을 갖춰 입어야만 열람할 수 있다.

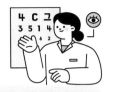

방사성 물질

자연적으로 또는 인공적으로 방사선을 내보내는 물질. 의료와 산업 분야 등에서 유용하게 사용되지만, 방사성 물질 노출은 건강에 해로울 수 있다.

방사능

방사성 물질에서 나오는 아주 작은 입자들이 빠르게 움직이면서 생기는 눈에 보이지 않는 에너지의 세기(강도)를 말한다.

라듐

주기율표에서 88번 원소. Ra. 방사능을 가진 금속이다. 우라늄 광석에서 주로 발견되며 빛을 내는 특성이 있어 옛날에는 시계나 계기판에 사용되기도 했다. 한동안 암 치료에 사용되었지만, 인체에 해로울 수 있어서 지금은 사용하지 않는다.

백혈병

혈액 세포를 만드는 공장인 골수에 생기는 질병. 정상적인 세포 대신 이상한 형태의 백혈구가 많이 만들어진다. 이런 백혈구는 제대로 일하지 못하고, 건강한 혈액 세포의 성장을 방해한다. 백혈병에 걸리면 감염에 잘 걸리고, 쉬 피로해지며, 상처가 잘 낫지 않는다.

폴로늄

주기율표에서 84번 원소. Po. 강한 방사선을 내뿜는 은회색 원소로, 공기 중에서 푸른 빛을 내고 쉽게 증발된다. 퀴리 부부가 우라늄 광석에서 분리·발견했다. 마리 퀴리의 모국인 '폴란드'에서 따서 원소 이름을 지었다. 주로 우라늄 광석에서 발견되는데 라듐보다 양이 훨씬 적다. 방사능을 가지고 있어서 특별한 주의가 필요하다.

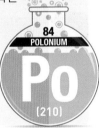

84
POLONIUM
Po
[210]

단어 꿀꺽!

"마리 퀴리는 남편과 함께 새롭게 발견한 원소에 자신의 조국 폴란드의 이름을 따서, ☐☐☐ 이라고 지었어."

"☐☐☐ 물질은 암의 진단이나 치료하는 데도 이용되지만 안전하게 다루지 않으면 건강에 해로워."

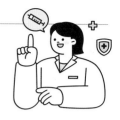

Q 마리 퀴리가 발견한 폴로늄과 라듐은 어떤 의미가 있을까?

A 마리가 방사능을 연구하게 된 것은 1896년 우라늄의 방사선을 최초로 발견한 베크렐의 권유 때문이었다. 우라늄은 에너지를 많이 내보내는 특성이 있어 원자력 발전과 핵무기 등에 사용되는 무거운 금속 원소이다.

당시까지 세상에 알려지지 않았던 미지의 광선을 깊이 연구하던 마리와 피에르는 우라늄보다 400배나 더 높은 에너지를 내보내는 원소 폴로늄을 발견했다. 마리는 남편 피에르가 사망한 이후 연구를 더 발전시켜 우라늄보다 무려 300만 배나 더 강한 방사능을 가진 라듐을 발견하고 순수하게 정제하는 데 성공했다. 마리 퀴리의 연구는 방사성 원소의 특성을 이해하는 데 크게 이바지했고, 방사능 연구의 새로운 시대를 열었다는 평가를 받는다.

Q 폴로늄, 라듐 같은 방사성 물질이 인체에 해를 끼치는 이유는 무엇일까?

A 방사성 물질은 세포의 DNA를 손상시킨다. 높은 에너지를 가진 방사성 물질은 쉽게 세포를 통과해 DNA의 구조를 바꾸거나 파괴할 수 있다. 그러면 세포는 죽고 조직이나 장기는 제대로 작동하지 않게 된다.

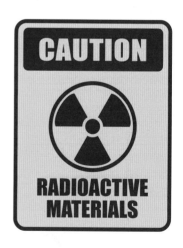

또 세포의 유전 정보를 저장하는 DNA가 손상되면 돌연변이가 일어날 수 있다. 돌연변이는 세포가 정상적으로 분열하는 것을 방해해 암으로 이어진다. 방사성 물질은 심장질환, 백내장과 같은 만성질환을 일으키고, 감염에 대한 저항력을 감소시켜 전염병에 잘 걸리게 만든다.

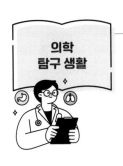

의학에서 방사능의 사용

마리 퀴리가 연구했던 방사능은 질병을 진단하고 치료하는 중요한 도구로서 의학 분야에서 폭넓게 활용되고 있다.

방사성 요오드는 갑상샘암의 진단에 사용되며, 방사성 코발트는 악성 빈혈의 진단에 사용된다. 방사성 물질을 몸에 소량 주사해 그 물질이 어떻게 움직이는지 촬영하는 'PET 스캔'은 뇌나 암 조직의 활동을 관찰할 수 있다.

방사선은 백혈병, 유방암, 폐암 등을 포함한 암 치료에도 사용된다. 암세포에 높은 에너지를 지닌 방사선을 쪼여 성장을 방해하고 분열하지 못하게 만드는 것이다.

핵무기 개발의 시작이 된 마리 퀴리의 연구

퀴리 부부의 연구는 방사성 물질이 스스로 에너지를 내보내고, 그 에너지가 매우 크다는 것을 보여 주었다. 이를 바탕으로 과학자들은 방사능 연구에 더욱 박차를 가하게 되었다.

1938년 독일의 오토 한과 프리츠 슈트라스만은 우라늄의 원자핵이 쪼개지는 현상인 '핵

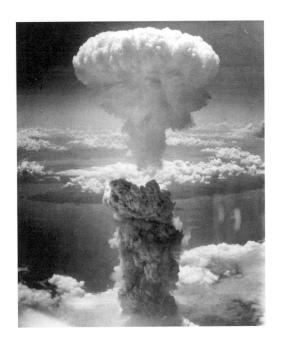

분열'을 발견하고 이 과정에서 엄청난 양의 에너지가 나오는 것을 확인했다.

과학자들은 핵분열 과정에서 나오는 커다란 에너지를 무기 개발에 이용할 수 있겠다고 생각하게 되었고, 마침내 미국의 원자폭탄 개발계획인 '맨해튼 프로젝트'로 이어졌다.

새로운 물질의 발견은 새로운 문명의 탄생으로 이어지곤 한다. 마리 퀴리가 의도한 것은 아니었겠지만, 방사능에 대해 알게 되면서 결국 핵무기의 개발까지 이어지게 된 것이다.

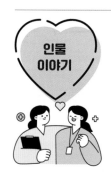

마리 퀴리

Marie Curie

1867~1934

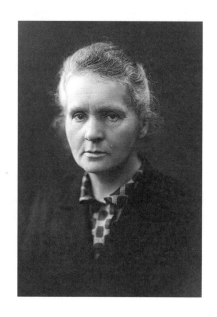

물리학과 화학 분야에서 획기적인 연구를 진행했던 폴란드 출신의 과학자 마리 퀴리는 특히 방사능 연구로 유명하다. 마리는 여성에 대한 사회적 편견과 차별이 심하던 시대를 살았지만, 많은 어려움 속에서도 연구에 대한 열망을 꺾지 않았다.

마리의 이름 앞에는 '최초'라는 타이틀이 항상 따라다닌다. 여성 최초의 노벨상 수상자, 노벨상을 두 번이나 받은 최초의 사람, 두 가지 다른 과학 분야(물리학과 화학)에서 노벨상을 최초로 받은 사람, 여성 최초의 파리 소르본 대학 교수, 프랑스 의학 아카데미 최초의 여성 등이다.

마리는 과학계에서 여성의 지위를 높이는 데 크게 이바지했다. 당시의 과학계는 여성이 활동하기에 매우 어려운 여건이었지만, 뛰어난 능력과 끊임없는 노력으로 모든 장벽을 극복했다. 마리의 삶은 다른 여성 과학자들에게 큰 용기와 희망을 주었다.

마리 퀴리는 라듐 발견에 대한 특허를 신청하지 않고 아무런 대가 없이 추출법을 세상에 공개했다. 과학적 발견은 인류 전체를 위해 자유롭게 쓰여야지 개인적 이익을 얻는 수단이 되어서는 안 된다는 것이 마리의 신념이었다.

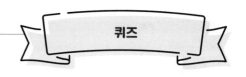

1 마리 퀴리가 발견한 방사성 원소 두 가지는 무엇일까?

□□ , □□□

2 마리 퀴리가 받은 두 가지 분야의 노벨상은 무엇일까?

① 물리학상과 화학상

② 문학상과 물리학상

③ 화학상과 생리학상

④ 평화상과 물리학상

3 다음 중 마리 퀴리가 연구한 방사능 원소는 무엇일까?

① 우라늄   ② 금

③ 은   ④ 철

4 마리 퀴리가 연구한 방사능의 주요 용도 중 하나는 무엇일까?

① 전기 생산   ② 의료 치료

③ 건축 자재   ④ 식품 보존

5 다음 중 방사능의 위험은 무엇일까?

① 화재 위험   ② 폭발 위험

③ 전기 쇼크   ④ 방사선 피폭

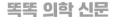
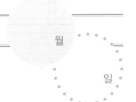
독감과 감기는 무엇이 다를까?

독감을 예방할 수 있는 백신 접종

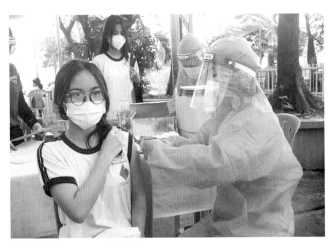

코로나19 백신 접종 중인 어린이

질병관리청은 겨울철 독감 유행을 대비해 매년 가을부터 초봄까지 독감(인플루엔자) 국가 예방접종을 실시한다. 백신 무료 접종 대상자는 6개월~13살 어린이, 임신부, 65살 이상 노인이다.

흔히들 독감을 단순히 심한 감기라고 생각하지만, 둘은 완전히 다른 질환이다. 독감과 감기는 서로 다른 바이러스에 의해 발생하고 나타나는 증상과 심한 정도도 다르다. 독감은 인플루엔자 바이러스에 의해 생기는데, 주로 A형과 B형이 많다. 하지만 감기를 일으키는 바이러스의 종류는 리노 바이러스를 비롯해 무려 200여 종이 넘는다.

독감의 증상은 갑자기 시작하는 것이 특징이다. 심한 고열, 근육통, 피로감, 두통, 기침이 나타나고 때로는 구토나 설사가 일어나기도 한다. 자칫하면 폐렴 같은 합병증이 생길 가능성도 있다. 반면에 감기 증상은 서서히 시작되고 콧물, 재채기, 목 아픔, 기침 등이 가볍게 나타난다. 보통 일주일 정도면 저절로 낫는다.

증상도 가볍고 자연히 낫는 감기는 백신이나 치료제를 개발할 필요가 별로 없다. 하지만 증상이 심하고 합병증의 위험성이 높은 독감은 매년 백신을 맞아 예방하는 것이 좋다. 특히 어린이, 임신부, 노인 등 고위험군은 백신 접종이 매우 중요하다. 만약 독감에 걸렸다면 증상이 나타나고 이틀 이내에 항바이러스제를 투여하면 증상을 가볍게 하는 데 도움이 된다.

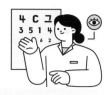

독감

인플루엔자 바이러스에 의해 생기는 전염성 호흡기 질환. 주로 겨울철에 유행하며 갑작스러운 고열, 기침, 근육통, 피로감 등의 심한 증상이 나타난다. 매년 새로운 변종이 발생하기 때문에 백신 접종이 필요하다.

감기

다양한 바이러스에 의해 발생하는 매우 흔한 전염성 호흡기 질환. 콧물, 인후통, 기침 등 가벼운 증상이 일주일 정도 계속되는데 충분한 휴식과 감기약으로 회복된다.

폐렴

세균이나 바이러스에 의해 발생하는 폐의 염증성 질환. 기침, 발열, 호흡 곤란, 가슴 통증 등의 증상이 나타나며, 특히 면역력이 약한 어린이나 노인 등에게는 위험할 수 있으므로 적극적인 치료가 필요하다.

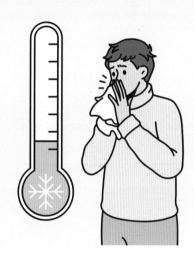

단어 꿀꺽!

 "세균과 □□□□는 같은 걸까?"

 "아냐, 달라. □□□□는 세균보다 작고, 항바이러스제로 치료하지만, 세균은 스스로 번식할 수 있고, 항생제로 치료해."

 "너 감기 걸렸구나?"

 "아니. 독감이래. 독감은 감기와 달리 □□□□□□ 바이러스가 옮기는 거라고 해."

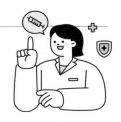

Q 독감 백신은 왜 매년 맞아야 할까?

A 독감 백신은 매년 맞는 것이 권장된다. 변이가 매우 빨리 나타나는 인플루엔자 바이러스는 매년 유행하는 바이러스의 종류가 달라지기 쉽다. 그래서 이전 해에 맞았던 백신이 소용 없게 되고, 새로운 백신을 접종해야 새로운 바이러스 변이에 대비할 수 있다.

또 백신을 맞아 생긴 면역력은 시간이 지나면서 약해진다. 해마다 백신을 맞아야 높은 수준의 면역력을 지속해서 유지할 수 있다. 국가에서는 매년 어린이나 노인들에게 무료로 백신을 예방접종하고 있다.

Q 독감이 겨울철에 많이 유행하는 이유는 뭘까?

A 기온이 낮고 공기가 건조한 겨울철은 인플루엔자 바이러스가 더 오래 생존하고 전파되기 쉬운 환경이다. 사람들은 날씨가 추운 겨울철에는 밀폐된 실내에서 많은 시간을 보낸다. 따라서 공기 중에 떠도는 바이러스와 접촉할 기회가 늘어날 수밖에 없다. 또 실내 난방으로 공기가 건조해지면 호흡기 점막이 건조해져 바이러스가 잘 침투할 수 있는 조건이 된다.

게다가 햇볕의 양이 줄어드는 겨울철은 일반적으로 사람들의 면역력이 약해지는 계절이므로 바이러스에 감염되기 쉽다.

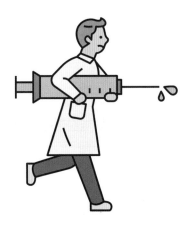

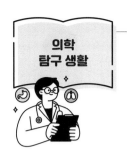

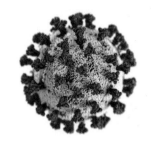

바이러스의 구조

세균보다 크기가 매우 작은 미생물인 바이러스는 스스로 생명 활동을 하지 못한다. 스스로 복제할 수도 없고 아무 곳에서나 살 수도 없다. 또 살아가는 데 필요한 에너지를 스스로 만들지도 못해 다른 생명체의 세포 안에서만 살아야 한다.

바이러스의 구조는 매우 간단하다. 단백질로 이루어진 껍질 안에 유전물질인 DNA나 RNA가 들어 있을 뿐이다. 사람의 세포에는 없는 세포벽을 가진 세균은 이를 표적으로 삼아 항균제를 만들 수 있지만 바이러스는 이런 표적이 아예 없어서 치료제를 만들기가 쉽지 않다.

게다가 바이러스는 돌연변이가 생기는 속도가 매우 빠르다. 조금씩 형태가 달라지는 변종이 생기기 쉽다는 말이다. 코로나19 바이러스처럼 기껏 백신이나 치료제를 만들어도 새로운 변종이 생기면 약물이 듣지 않는 경우가 많다.

항바이러스제의 원리

바이러스는 세균과는 전혀 다른 특성 때문에 치료제를 개발하기가 쉽지 않다. 따라서 1940년대 이후 급속하게 발전한 항균제와는 달리, 최초의 항바이러스제는 1961년에야 만들어졌을 정도로 발전 속도가 훨씬 더뎠다.

항바이러스제의 원리는 바이러스 자체를 죽이는 것이 아니라 바이러스의 증식을 억제하는 것이 대부분이다. 항바이러스제는 바이러스가 숙주세포에 침투해 증식하는 과정을 차단해 작용을 나타낸다.

항바이러스제는 바이러스의 DNA나 RNA의 복제를 억제하는 약물, 단백질 합성을 억제하는 약물, 숙주세포로의 침투를 방해하는 약물, 감염된 세포에서 새로운 바이러스가 밖으로 나오는 것을 막는 약물 등으로 나눌 수 있다.

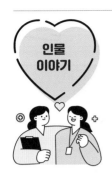

드미트리 이바노프스키

Dmitri Ivanovsky

1864~1920

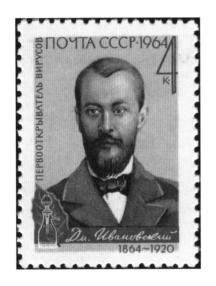

바이러스는 오래전부터 인간을 직접 공격했을 뿐만 아니라 식량이 되는 식물이나 동물 등을 위협하기도 했다. 특히 벼, 감자, 토마토, 고추, 바나나, 옥수수 등의 바이러스 감염은 농사를 망쳐 사람들을 굶주림에 시달리게 만들었다.

오랜 세월 베일에 싸여 있던 바이러스의 정체는 1864년 러시아의 작은 마을에서 태어난 과학자인 드미트리 이바노프스키가 밝혀냈다. 그는 1892년 담뱃잎에 모자이크 모양의 반점을 만들어 담배 농사를 망치는 담배 모자이크병을 연구하고 있었다.

병의 원인을 찾던 이바노프스키는 병에 걸린 잎에서 짜낸 즙을 세균 여과기(세균을 거를 수 있을 만큼 촘촘하게 만든 일종의 체)에 걸러보았다. 하지만 이 즙에서는 어떤 병원성 세균도 걸러지지 않았다. 이바노프는 여과기를 통과할 수 있을 만큼 작은 어떤 물질이 병을 유발한다고 생각했고, 이를 실험을 통해 입증했다.

비록 당시에는 병을 유발한 것의 정체가 무엇인지 정확히 알아내지는 못했지만, 이바노프스키의 실험은 바이러스의 존재를 최초로 입증한 연구로 평가받고 있다. 그의 연구는 네덜란드의 미생물학자 마르티누스 베이제린크에 의해 더 깊이 연구되었고, 비로소 바이러스는 사람들 앞에 모습을 드러내게 되었다.

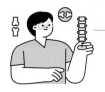
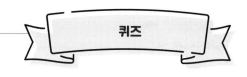

1 독감 예방백신의 무료 접종 대상자가 아닌 사람은 누구일까?

① 어린이   ② 임신부

③ 65살 이상 노인   ④ 독감에 걸렸던 사람

2 독감의 특징이 아닌 것은 무엇일까?

① 인플루엔자 바이러스 때문에 생긴다.

② 증상은 천천히 시작하고 콧물, 재채기, 가벼운 기침 등이 나타난다.

③ 매년 백신을 맞는 것이 예방에 효과적이다.

④ 감기와는 다른 질병이다.

3 독감이 많이 유행하는 계절은 언제일까?

① 봄   ② 여름

③ 가을   ④ 겨울

4 담배 모자이크병을 연구하다가 바이러스의 존재를 최초로 밝힌 러시아의 과학자는 누구일까?

① 드미트리 이바노프스키   ② 마르티누스 베이제린크

③ 안드레이 사하로프   ④ 드미트리 멘델레예프

5 맞는 내용에 ○표, 틀린 내용에 ×표를 해보자.

① 바이러스와 세균은 모두 스스로 생명 활동을 할 수 있다. (   )

② 항생제로 치료할 수 있는 것은 바이러스가 아니라 세균이다. (   )

③ 세균과 바이러스 모두 세포벽을 가지고 있다. (   )

④ 독감 백신은 평생 한 번만 맞으면 된다. (   )

⑤ 독감과 감기는 같은 질병이다. (   )

전쟁에서 시작된 성형수술

수술의 혁신을 가져온 마취제

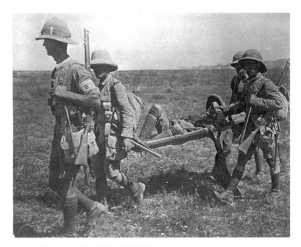

많은 희생자를 낳은 제1차 세계대전

전쟁은 인간의 삶을 송두리째 바꾸고 사회의 구조와 문화에 큰 변화를 불러오기도 한다. 다른 한편으로는 새로운 기술의 탄생과 발전의 계기가 되기도 하는데, 의학도 전쟁 기간 동안 많은 발전을 이루어 왔다.

제1차 세계대전은 인류가 치른 전쟁 중 가장 무모하고 참혹한 전쟁이었다. 특히 얼굴 부위를 심하게 다친 병사들이 많았다. 이전의 전쟁과 달리 병사들이 참호 안에 몸을 숨긴 채 머리와 얼굴만 살짝 내놓고 공격과 방어를 했기 때문이다.

야전병원에서는 마취제가 꼭 필요했다. 제1차 세계대전에서 주로 사용된 **마취제**는 '에테르'와 '클로로폼'이었다. 에테르와 클로로폼은 지금의 마취제와 비교하면 부작용이 많고 안정성도 낮았다. 하지만 이러한 마취제 덕분에 전쟁 부상자들의 고통을 최대한 줄이고 수술의 성공률을 높일 수 있었다.

전쟁에서 죽지 않고 상처만 입었던 병사들은 그나마 다행이었지만 고통이 끝난 것은 아니었다. 전쟁이 끝난 후에도 계속되는 통증에 시달리는 사람이 많았기 때문이다. 흉측하게 변한 외모로 좌절해 삶을 포기하는 사람도 셀 수 없을 정도였다.

의사들은 이런 부상병들을 위한 새로운 의학 분야 개척에 나섰다. 심한 상처를 회복하는 **성형수술**이었다. 그래서 제1차 세계대전을 성형수술이 탄생한 시기라고 부르기도 한다. 특히 심각한 얼굴 상처를 입었던 5천여 명의 병사들을 치료했던 해럴드 길리스는 '현대 성형수술의 아버지'로 불린다.

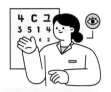

수술

질병이나 외상 등을 치료하기 위해 피부, 점막, 조직 등을 칼 등으로 절개해 치료하는 것을 말한다.

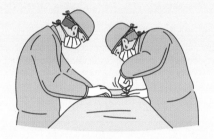

성형수술

사람의 몸이나 얼굴의 흉터, 기형 등을 개선하고 기능을 복원하는 수술이다. 미용 성형수술과 재건 성형수술이 있다.

제1차 세계대전

1914년 7월부터 1918년 11월까지 유럽을 중심으로 벌어진 대규모 전쟁. 오스트리아-헝가리 제국이 세르비아에 선전포고를 하면서 시작되었고, 독일, 오스트리아-헝가리, 오스만 제국 등의 동맹국과 영국, 프랑스, 러시아, 미국 등의 연합국 사이의 충돌로 확대되었다. 1918년 독일의 항복으로 끝났고, 이로 인해 독일 제국과 오스트리아-헝가리 제국, 오스만 제국 등이 해체되었다.

마취제

수술이나 시술하는 동안 마취 상태를 유도하는 약물. 마취란 약물을 사용해 의식과 감각을 한동안 느끼지 못하게 하는 것이다.

단어 꿀꺽!

 "이번에 충수염 수술할 때 나는 전신 □□를 했어."

 "이런, 힘들었겠구나."

 "1914년에 유럽을 중심으로 일어난 전 세계적인 전쟁을 제1차 □□□□ 이라고 해."

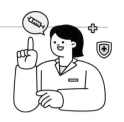

Q 마취제가 없던 시절에는 어떻게 수술했을까?

A 마취제가 사용되기 전에는 수술의 고통 때문에 환자들이 지르는 비명을 밖에서 들을 수 없도록 수술실이 건물의 맨 꼭대기나 지하 깊은 곳에 있었다. 당시 수술을 받는 것은 전쟁터에 나가는 것보다 죽을 확률이 높을 정도로 매우 위험했다.

수술을 할 때는 환자가 통증을 덜 느끼도록 술을 왕창 먹여 정신을 잃게 하거나 머리를 때려 기절시키기도 했다. 또 효과는 별로 없고 부작용도 많았지만 아편이나 대마초 같은 천연 물질을 사용하기도 했다.

수술의 고통에 몸부림치는 환자를 힘으로 잡고 있기 위해서 힘센 사람이 몇 명 필요했고, 수술 중 환자가 깨어날 수도 있으므로 최대한 수술을 빨리 끝내야 했다. 따라서 손이 빠른 의사가 실력 있는 의사로 생각되었다.

Q 최초의 현대적인 마취제는 무엇일까?

A 영국의 화학자 험프리 데이비는 1798년 아산화질소(N_2O) 가스를 마시면 통증을 느끼지 못한다는 사실을 밝혀냈다. 데이비의 아산화질소 실험은 최초의 마취제 연구로 평가받고 있다. 하지만 마취제로서의 효과는 큰 주목을 받지 못해 실제로 사용되지는 않았다.

이후 1844년 미국의 치과의사 호레이스 웰스가 아산화질소를 흡입한 후 동료 의사에게 충치를 뽑게 해, 최초의 무통 발치 실험에 성공했지만, 공개 실험에서는 실패했다.

최초로 공개 마취 수술을 성공시켜 마취제의 역사를 바꾼 사람은 미국의 치과의사 윌리엄 모턴이다. 그는 1846년 에테르를 솜에 묻혀 환자의 의식을 잃게 하고 외과 의사와 함께 환자의 목에 생긴 종양을 성공적으로 제거했다.

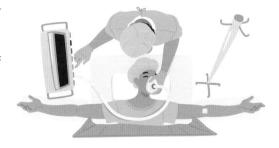

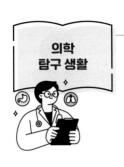

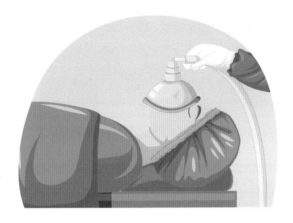

마취제의 역할과 중요성

마취제의 가장 중요한 역할은 수술할 때 환자가 고통을 느끼지 못하게 하는 것이다. 마취제는 수술 환자를 안정된 상태로 유지시켜 외과 의사들이 더욱 정확하고 안전하게 수술을 진행할 수 있게 한다.

또 마취제 덕분에 복잡하고 시간이 오래 걸리는 수술도 가능해졌을 뿐만 아니라 수술에 대한 환자의 불안감을 줄여 주는 면에서도 큰 역할을 한다.

마취의 종류

마취는 크게 전신 마취, 부분 마취, 진정 마취의 세 가지 유형으로 나눌 수 있다.

전신 마취는 환자가 완전히 의식을 잃어 수술 중 아무런 통증을 느끼지 못하게 해 준다. 주로 복잡하거나 큰 수술에 이용되는 방법이다. 기체인 마취제를 흡입하는 '흡입 마취제'와 정맥 내로 투여해 빠르게 작용하는 '정맥 마취제'를 이용한다.

부분 마취는 몸의 특정 부위의 감각만을 없애는 것으로 환자는 의식을 가지고 있다. 주로 치과나 좁은 부위의 피부를 절개할 때 사용한다.

진정 마취란 비교적 간단한 수술이나 검사 등에 이용된다. 환자를 편안하고 진정된 상태로 만든다. 환자는 약간의 의식이 있고 필요에 따라 의사의 지시에 반응할 수 있다.

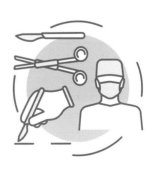

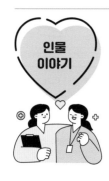

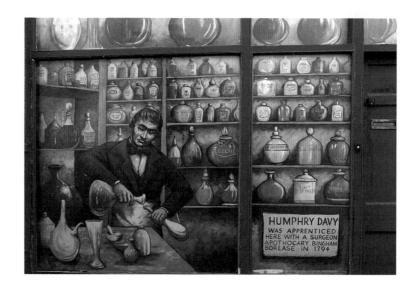

HUMPHRY DAVY
WAS APPRENTICED
HERE WITH A SURGEON
APOTHOCARY BINGHAM
BORLASE IN 1794

험프리
데이비

Humphry
Davy

1778~1829

험프리 데이비는 18세기와 19세기에 걸쳐 활동했던 영국의 유명한 화학자이자 대중 강연가이다. 그는 정규 교육을 많이 받지는 못했지만, 자신의 재능과 노력으로 스스로 공부해 여러 가지 분야에서 중요한 업적을 남겼다.

데이비는 아산화질소가 통증을 줄이고 기분을 좋게 만든다는 사실을 발견했다. 이 사실이 알려지면서 당시 젊은이들은 파티를 할 때 아산화질소를 사용했다. 일명 '웃음 가스'로도 알려졌다.

데이비는 전기화학의 선구자로도 불린다. 그는 배터리(전지)를 사용해 전기 분해 실험(물질에 전류를 흘려보내 물질을 분해해 새로운 물질을 만드는 실험)을 수행했다. 이 과정에서 그는 나트륨과 칼륨 같은 새로운 금속을 발견했다.

당시 광산의 광부들은 헬멧에 촛불을 넣고 일했는데, 갱도 안의 메탄가스 때문에 화재와 폭발 사고가 많았다. 이 소식을 들은 데이비는 폭발의 위험성을 줄여줄 수 있는 '데이비 안전 램프'를 발명해 많은 광부의 생명을 구했다. 그는 이 발명에 특허를 내지 않았다.

데이비는 19세기의 가장 위대한 실험과학자로 알려진 마이클 패러데이의 스승이기도 하다. 패러데이는 후일 스승을 능가하는 위대한 과학자가 되었는데, 사람들은 '데이비의 가장 위대한 발견은 마이클 패러데이'라고 말할 정도였다. 말년에 건강 악화로 고생하던 데이비는 스위스에서 세상을 떠났다.

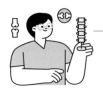

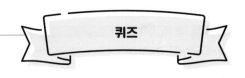

1 험프리 데이비가 발견한 마취제의 이름은 무엇일까?

□ □ □ □ □

2 환자의 의식을 완전히 잃게 해 통증을 느끼지 못하게 하는 방법으로, 큰 수술을 할 때 이용하는 마취는 무엇일까?

① 부분 마취   ② 척추 마취

③ 전신 마취   ④ 진정 마취

3 험프리 데이비가 광산에서 일하던 광부들을 위해 개발한 것은 무엇일까?

① 안전 모자   ② 안전 신발

③ 안전 장갑   ④ 안전 램프

4 험프리 데이비의 제자로서 19세기의 가장 위대한 실험과학자로 불리는 사람은 누구일까?

① 빌헬름 뢴트겐   ② 마이클 패러데이

③ 마리 퀴리   ④ 토머스 에디슨

5 제1차 세계대전이 끝날 무렵부터 크게 발전한 수술 분야는 무엇일까?

□ □ 수술

손 씻기는 감염 예방의 최선책

'수술 전 손 씻기'의 선구자, 제멜바이스

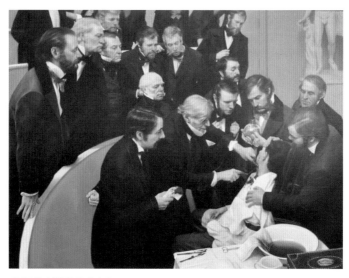

에테르를 사용한 공개 수술

10월 15일은 국제연합(UN)이 정한 '세계 손 씻기'의 날이다. 이때가 되면 곳곳에서 손 씻기 체험 활동과 감염병 예방 교육이 진행된다. 손만 잘 씻어도 많은 감염병을 예방할 수 있기 때문이다.

코로나19의 대유행을 계기로, 호흡기 감염병의 예방은 손 씻기가 중요하다는 것이 잘 알려져 있다. 병원에서 환자들을 돌보는 의사들은 더 철저하게 손을 씻는다. 특히 외과 의사는 수술실에 들어가기 전 소독약을 이용해 깨끗하게 손을 씻어야 한다.

하지만 놀랍게도 160여 년 전만 해도 의사들은 수술 전에 전혀 손을 씻지 않았다. 처음으로 에테르를 이용한 공개 수술이 있었던 1846년 사진을 보면 놀라운 장면이 눈에 띈다. 뻥 뚫린 커다란 방 안에 수술복이 아닌 평상복을 입은 의사와 구경하는 사람들이 환자를 가운데 두고 둘러서 있다. 수술하는 의사는 물론이고 누구도 마스크를 쓰거나 수술용 장갑을 끼지 않았다.

수술 전 손 씻기와 소독약 사용이 당연하게 생각되기까지는 산욕열로 죽어가던 산모들을 구한 헝가리 출신 의사 이그나츠 제멜바이스의 눈물겨운 노력이 숨어 있다.

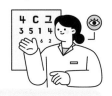

국제연합

UN(United Nations). 전쟁을 막고 평화를 지키며 정치, 경제, 사회, 문화 등 모든 분야에서 국제협력을 증진시키는 역할을 하는 국제기구. 제2차 세계대전 중 26개국 대표가 모여 만들었다. 매년 10월 24일은 유엔의 날이다.

감염병

우리 몸에 세균이나 바이러스 같은 병원체가 들어와 열, 설사 등과 같은 증상을 일으키는 질병을 말한다.

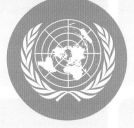

소독약

상처가 났을 때 세균 등에 의한 감염을 막기 위한 용도로 사용하는 약. 과산화수소수, 포비돈요오드, 에탄올 등을 사용한다.

산욕열

분만이나 유산 과정에서 여성의 생식기관이 감염되어 발생하는 열. 보통 분만 2~10일 이내에 38℃ 이상의 열이 이틀 이상 나타나는 경우 진단한다.

단어 꿀꺽!

 "코로나19, 홍역, 독감처럼 병원체가 퍼져나가면서 감염시키는 것을 □□□이라고 해."

 "앗, 연필 깎다가 칼에 베었어."

 "세균에 감염을 막기 위해 빨리 □□□을 발라!"

71

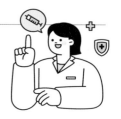

Q **올바른 손 씻기 방법은 무엇일까?**

A 손을 바르게 씻으면 손에 묻은 세균과 바이러스를 없애 주어 감염병 예방에 큰 도움이 된다. 질병관리청에서 권고하는 올바른 손 씻기 방법 6단계는 다음과 같다.

우선 흐르는 물에 손을 적신 후, 손에 충분한 양의 비누(혹은 손 세정제)를 덜어내어 다음과 같은 요령으로 최소 30초 이상 꼼꼼하게 씻는다. '생일 축하합니다' 노래를 두 번 부르면 30초가 된다.

① 손바닥을 마주대고 문지르기
② 손등과 손바닥을 대고 문지르기
③ 손깍지를 끼고 손가락 사이 닦아 주기
④ 손가락 마주 잡고 비비기
⑤ 엄지손가락을 돌려주며 닦아 주기
⑥ 손톱 밑을 손바닥에 문지르며 마무리

6단계를 마쳤으면 흐르는 물에 손을 꼼꼼히 헹궈 비누 거품을 완전히 씻어낸다. 마지막으로 깨끗한 수건이나 종이 타월, 공기 건조기로 손을 말린다.

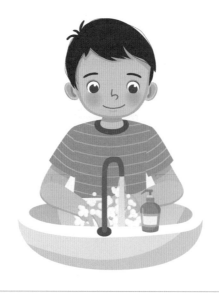

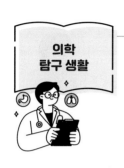
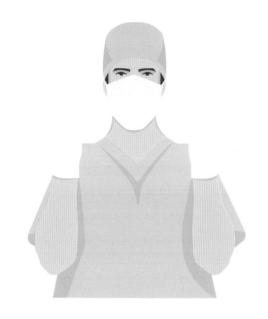

수술에 들어가는 의사들의 준비 과정

외과 의사들이 수술실에 들어가려면 여러 가지 준비 과정이 필요하다. 이 과정은 무균 상태를 유지해 감염 위험을 막는 데 중점을 둔다. 철저한 준비는 수술을 성공적으로 이끌고 환자의 안전을 보장하는 데 매우 중요하다.

우선 손과 팔을 팔꿈치까지 소독제를 사용해 최소 5분 이상 철저하게 씻는다. 손 씻기가 끝나면 멸균된 상태의 수술복을 착용한다. 손에 남아 있을지도 모를 세균이 환자에게 옮아가지 않도록 멸균 장갑을 낀 후 마스크와 모자를 써서 침방울이 튀는 것과 머리카락이 떨어지는 것을 막는다.

물론 수술에 사용되는 기구와 도구들은 미리 철저한 멸균 처리를 거쳐야 한다.

수술실에서 일하는 사람들

수술실에는 수술을 주도하고 직접 수행하는 외과 의사 외에도 다양한 전문 분야의 사람들이 힘을 합쳐 일하고 있다.

마취과 의사는 마취를 진행해 수술 동안 환자가 통증을 느끼지 않도록 하고, 안정적인 상태를 유지하게 한다. 또 필요한 수술 도구를 준비하고, 외과 의사에게 전달하는 수술 간호사도 있다. 이들은 서로 협력해 환자의 수술이 안전하고 성공적으로 끝날 수 있도록 노력한다.

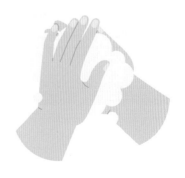

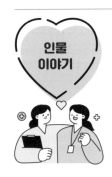

이그나츠 제멜바이스

Ignaz Semmelweis

1818~1865

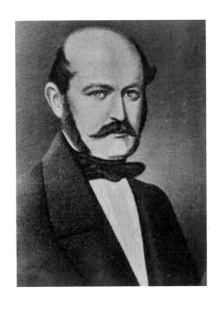

손 씻기의 중요성을 과학적으로 밝힌 사람은 19세기 중반 오스트리아 빈의 종합병원 산부인과 조교수로 일하던 헝가리 부다페스트 출신의 의사 이그나츠 제멜바이스이다.

당시 병원에서는 입원한 산모들이 아기를 낳은 후 산욕열에 걸려 죽는 일이 많았다. 제멜바이스는 의사들이 산욕열로 죽은 환자의 시체를 해부한 후 손을 씻지 않고 곧바로 산모를 진료하면서 세균을 옮기고 있다는 사실을 알아냈다. 그는 병원 의사들에게 시체 해부 후에는 반드시 손을 비누와 염소수로 깨끗이 씻도록 했다.

손 씻기의 효과는 엄청났다. 의사들이 산모를 돌보기 전에 손을 씻은 다음부터 산욕열로 죽는 산모의 수가 급격히 줄어들었다. 손 씻기가 감염병 전파 예방의 중요한 방법이라는 것을 입증한 그의 연구는 현대 감염 예방의 기초가 되었다.

하지만 당시 빈의 의사들은 헝가리 시골에서 온 의사인 제멜바이스의 말을 믿지 않았다. 의사들이 손을 씻지 않아 환자가 죽었다는 사실을 인정하기 싫었던 그들은 오히려 제멜바이스를 비판하거나 공격했다. 결국 1849년 그는 빈을 떠나 헝가리로 돌아갈 수밖에 없었다.

제멜바이스는 1861년 자신의 연구 결과를 책으로 출판했지만, 세상 사람들은 여전히 그를 인정하지 않았다. 자신의 주장이 받아들여지지 않는 현실에 크게 실망하고 힘든 시간을 보내던 그는 헝가리의 한 정신병원에서 쓸쓸하게 생을 마감했다.

비록 생전에는 업적을 인정받지 못했지만, 나중에 루이 파스퇴르와 조지프 리스터의 연구를 통해 제멜바이스의 이론이 과학적으로 타당하다는 것이 입증되었다. 오늘날 그는 '소독법의 선구자'로 불리며 현대 의학 발전에 크게 이바지한 것으로 평가받고 있다.

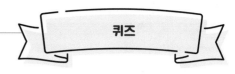

1 국제연합(UN)이 지정한 '세계 손 씻기'의 날은 언제일까?

① 9월 15일   ② 10월 15일

③ 11월 15일   ④ 12월 15일

2 헝가리 출신의 의사로 손 씻기를 통한 감염 예방을 입증한 사람은 누구일까?

① 이그나츠 제멜바이스   ② 알렉산더 플레밍

③ 루이 파스퇴르   ④ 조지프 리스터

3 19세기 중반의 산부인과에 입원했던 산모들은 어떤 질병 때문에 많이 죽었을까?

① 독감   ② 천연두

③ 산욕열   ④ 말라리아

4 손 씻기를 통해 예방할 수 있는 질병이 아닌 것은 무엇일까?

① 코로나19   ② 독감

③ 암   ④ 감기

5 맞는 내용에 ○표, 틀린 내용에 ×표를 해보자.

① 손 씻기는 많은 질병을 예방할 수 있다. (   )

② 제멜바이스가 주장한 수술 전 손 씻기에 많은 의사들이 환호를 보냈다. (   )

③ 산욕열은 감기에 걸렸을 때 나타나는 증상이다. (   )

④ 국제연합은 제1차 세계대전 때 만들어졌다. (   )

⑤ 제멜바이스가 손 씻기를 주장한 것은 감염을 막기 때문이다. (   )

아기도 주문하는 시대가 올까?

제3세대 유전자 가위 '크리스퍼'

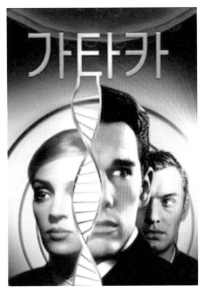

영화 〈가타카〉의 포스터

2018년 중국의 과학자 허젠쿠이는 수정란의 유전자를 편집해 후천성면역결핍증(에이즈)에 걸리지 않는 특성을 가진 쌍둥이 여자 아기를 탄생시켰다고 발표해 전 세계를 놀라게 만들었다.

허젠쿠이는 에이즈 바이러스를 가진 아빠에게서 태어나는 아기의 감염 위험을 피할 수 있도록 돕기 위해 유전자를 편집했다고 주장했다. 그가 태어나게 한 아기는 결국 인류 역사상 최초의 유전자 편집 맞춤 아기였던 셈이다.

이 연구는 과학계에 큰 충격을 안겼을 뿐만 아니라 윤리적으로 많은 논란을 일으켰다. 허젠쿠이의 목적이 아무리 좋더라도 인위적으로 수정란의 유전자를 편집한 행동은 옳다고 할 수 없었기 때문이다. 허젠쿠이는 결국 중국 법원에서 징역형을 선고받았고, 그의 연구는 중단되었다.

허젠쿠이의 사례는 맞춤 아기가 흔해진 사회를 그렸던 영화 〈가타카〉와 비슷하다. 영화 속 사회에서는 아기가 태어나기 전 유전자 분석을 통해 예상 수명과 질병, 지능, 성격 등을 미리 확인하고 그에 따라 사회적 지위를 정한다.

〈가타카〉가 개봉했을 때만 해도 공상 속 이야기로 여겨졌다. 하지만 허젠쿠이가 사용했던 제3세대 유전자 가위, 크리스퍼가 2013년에 등장하면서 맞춤 아기는 현실 속에서 일어날 수도 있는 일이 되었다.

기존에 소개되었던 유전자 편집 방법보다 더 빠르고 정확하며 비용도 적게 드는 크리스퍼 유전자 가위 기술은 미국의 제니퍼 다우드나와 프랑스의 에마뉘엘 샤르팡티에가 개발했다. 두 과학자는 이 공로를 인정받아 2020년 노벨 화학상을 받았다.

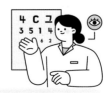

유전자 편집

유전자 가위 기술을 이용해 살아 있는 생물의 유전자를 원하는 대로 바꾸는 기술이다.

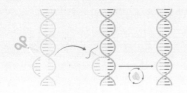

후천성면역결핍증(에이즈)

에이즈 바이러스에 의해 면역체계가 심각하게 손상되어 감염과 질병에 취약해지는 상태. 일종의 전염병이다.

맞춤 아기

유전자 편집 기술을 이용해 특정 유전자를 수정하거나 선택적으로 유전자 구성을 변화시켜 태어난 아기를 말한다.

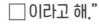

크리스퍼 유전자 가위

크리스퍼-카스9 시스템을 이용해 유전자의 특정 부위를 잘라낼 수 있는 제3세대 유전자 가위 기술이다.

단어 꿀꺽!

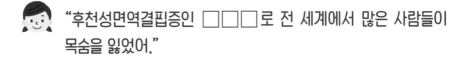

"생물의 유전자를 마음대로 잘라내고 바꾸는 것을 □□□ □□이라고 해."

"와, 영화 속의 이야기 같네."

"후천성면역결핍증인 □□□로 전 세계에서 많은 사람들이 목숨을 잃었어."

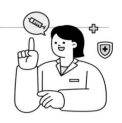

궁금 해결사

Q 다우드나와 샤르팡티에는 어떻게 크리스퍼 유전자 가위를 만들었을까?

A 크리스퍼 유전자 가위 기술은 원하는 DNA의 특정 부분을 자르고 수정하는 데 사용되는 혁신적인 방법이다. 그들은 유전자 가위 개발을 위해 세균의 면역체계를 연구했다. 세균은 전에 침입했던 바이러스의 DNA 정보를 크리스퍼 유전자에 저장한다. 나중에 같은 바이러스가 침입하면 이를 인식하고 방어할 수 있다.

즉 크리스퍼는 원하는 유전자를 정확히 찾아내어 잘라내는 가위인 셈이다. 안내 역할을 맡은 가이드 RNA가 원하는 위치를 찾으면 정밀한 가위 크리스퍼 단백질이 DNA를 잘라낸다. 잘라낸 DNA에는 다른 DNA를 넣거나 고칠 수 있다. 크리스퍼를 이용하면 원하는 유전자의 기능을 변경하거나 고치는 것이 가능해진다.

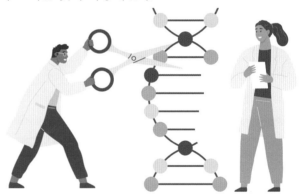

Q 현재의 기술로 맞춤 아기를 만들 수 있을까?

A 이론적으로는 가능하다. '크리스퍼-카스9' 같은 유전자 편집 기술을 사용하면 원하는 유전자를 조작한 아기를 태어나게 할 수 있다. 하지만 아직 이런 기술이 안전한지는 확실하지 않다. 이에 관한 연구가 충분하게 이루어지지 않았기 때문이다.

또한 유전자 편집 기술을 이용한 맞춤 아기를 탄생시키는 것에 대해 사회적 합의가 이루어지지도 않았고 법으로도 금지되어 있다. 우선은 맞춤 아기의 탄생이 가져올 사회적 영향과 윤리적 문제에 대한 논의를 서둘러야 한다. 맞춤 아기의 현재 상황은 기술적으로 어렵다기보다는 윤리적인 문제가 더 크다.

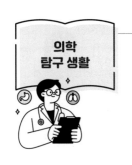
의학에서 크리스퍼 유전자 가위의 사용

크리스퍼 유전자 가위 기술은 다양한 분야에 응용될 것으로 기대되고 있다.

낫 적혈구빈혈증이나 낭포성 섬유증 같은 유전 질환을 일으키는 돌연변이를 직접 수정해 치료할 가능성이 있기 때문이다. 또 암세포의 특정 유전자 활성을 억제하거나 제거해 치료에 도움이 될 수도 있다.

이 기술을 바이러스 DNA를 파괴하는 데 사용하면 에이즈 같은 바이러스 감염증을 치료할 수 있다. 그 외에도 많은 분야에서 혁신적인 변화가 나타날 것으로 보인다.

하지만 아직은 본격적으로 크리스퍼 유전자 가위 기술을 이용하는 단계는 아니다. 현재 크리스퍼의 의학적 응용은 실험실 연구나 초기 임상 시험 단계이다. 일반적으로 이 기술을 이용하려면 짧게는 수년에서 길게는 수십 년이 필요할 것으로 보인다.

유전자 편집 기술의 윤리적 문제

유전자 편집의 안전성에 관한 걱정이 있을 수 있다. 예상하지 못한 부작용은 없는지, 원하는 유전자가 아닌 다른 유전자에 영향을 미칠 우려는 없는지도 고려해야 한다. 특히 인간 배아에 대한 유전자 편집은 다음 세대에까지 영향을 미치므로 신중한 접근이 필요하다. 배아란 수정된 후 약 8주까지의 기간을 말한다.

형평성과 접근성의 문제도 생각해야 한다. 유전자 편집 기술은 비용이 많이 들어 모든 사람이 이용할 수는 없다. 부유한 사람들만 이 기술을 이용한다면 사회적 불평등이 심각해질 수 있다.

이와 함께 사람의 힘으로 생명체의 유전 정보를 바꾸거나 수정하는 것이 옳은지 생각해 봐야 한다. 어떤 유전자가 마음에 들지 않는다고 자동차 부속품 갈아 끼우듯이 교체하는 것이 바람직한 일일까? 또 유전자 편집을 통해 태어난 새로운 생명체가 생태계에 어떤 영향을 미칠지도 알 수 없다.

유전자 편집 기술은 인간의 미래를 근본적으로 바꿀 수도 있는 혁명적인 기술이므로 이에 대한 충분한 토론과 논의가 먼저 필요하다.

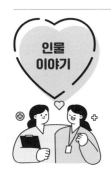

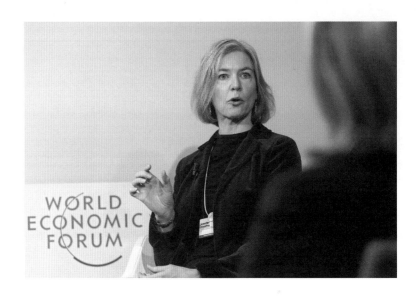

제니퍼 다우드나

Jennifer Anne Doudna

1964~

미국 워싱턴 D.C.에서 태어난 다우드나는 에마뉘엘 샤르팡티에와 함께 크리스퍼–카스9 유전자 가위를 공동 개발한 생화학자이다. 현재 캘리포니아 대학교 버클리의 분자세포생물학부 및 화학부 교수로 일하고 있다.

어린 시절을 하와이에서 보낸 다우드나는 하와이의 자연환경과 다양한 문화적 배경에 큰 영향을 받았다. 초등학교 시절부터 과학에 관심이 많았던 다우드나는 제임스 왓슨의 《이중나선》이라는 책에서 깊은 영감을 받아 과학자의 길에 들어섰다.

하버드 대학교에서 생화학 박사 학위를 받고 RNA 연구에 집중하다가 2012년부터 샤르팡티에와 함께 유전자를 정밀하게 편집하는 도구인 크리스퍼–카스9을 개발해 생명과학과 의학 연구의 새로운 장을 열었다.

2020년 노벨 화학상을 비롯한 여러 권위 있는 과학상을 받은 다우드나는 유전자 편집 기술을 활용한 유전자 치료 연구를 활발히 진행 중이다. 또한 크리스퍼 유전자 가위 기술의 윤리적 영향에 관한 사회적 논의에도 활발히 참여해, 이 기술이 올바르게 쓰이도록 하는 데 노력을 기울이고 있다.

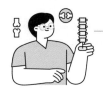
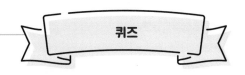

1 유전자 편집이란 무엇일까?

① 유전자를 바꾸는 기술 　　② 컴퓨터 프로그램을 만드는 기술

③ 그림을 그리는 기술 　　④ 동영상을 만드는 기술

2 다음 중 유전자 편집 기술과 관련 없는 것은 무엇일까?

① 크리스퍼 　　② 제니퍼 다우드나

③ 코딩 　　④ 영화 가타카

3 유전자 편집 기술은 어떤 분야에서 사용될 수 있을까?

① 농업과 의학 　　② 음악과 미술

③ 스포츠와 게임 　　④ 취미생활

4 유전자 편집 기술을 사용하면 어떤 질병을 치료할 수 있을까?

① 유전병 　　② 감기

③ 치통 　　④ 위장병

5 유전자 편집 기술을 사용할 때 과학자들이 고려해야 할 중요한 요소는 무엇일까?

① 비용 　　② 재미와 흥미

③ 속도와 효율성 　　④ 윤리적 문제와 사회적 영향

선원들이 두려워했던 괴혈병

대영제국의 탄생에 공헌한 비타민C

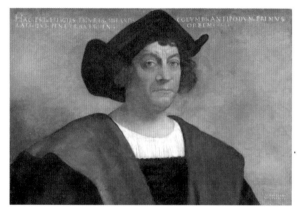

신대륙을 발견한 크리스토퍼 콜럼버스

포르투갈 출신의 탐험가인 바스쿠 다 가마는 유럽인으로는 최초로 대서양과 아프리카 남해안을 거쳐 인도에 도착한 사람이다. 그의 항해 이후 유럽의 여러 나라들은 본격적으로 아시아, 아프리카, 아메리카 대륙으로 항해하며 무역로를 개척하고 식민지를 만들었다. 15세기부터 17세기까지의 이 시기를 '대항해 시대'라고 부른다.

크리스토퍼 콜럼버스가 1492년에 신대륙을 발견한 것은 대항해 시대의 중요한 사건 중 하나이다. 포르투갈, 스페인, 네덜란드, 영국 등은 대서양이나 태평양을 건너는 장거리 항해를 하며 새로운 항로를 열었고 세계의 여러 나라와 활발하게 교역을 펼쳤다.

그런데 당시에는 뱃사람들만 걸리는 희한하고 무서운 병이 있었다. 바로 괴혈병이다. 괴혈병은 거친 바다를 짧게는 반년에서 길게는 몇 년을 누비며 항해하는 용맹하고 강인한 뱃사람들에게 거친 풍랑이나 사나운 해적들보다 더 큰 공포를 주었다.

바쿠스 다 가마의 탐험대는 1488년 아프리카 남쪽 끝의 희망봉을 돌 때 이미 선원 160명 중 100명 이상을 괴혈병으로 잃고 말았다. 1522년 세계 최초로 세계 일주에 성공했던 페르디난드 마젤란의 탐험대도 선원 대부분이 괴혈병으로 죽고 270명 중 단 18명만 스페인으로 돌아왔다.

물론 당시에는 그것이 괴혈병이라는 것은 몰랐다. 괴혈병은 미량영양소인 비타민C가 부족해서 생기는 병이다. 오랫동안 항해하는 배 위에는 신선한 과일이나 채소가 없으니, 괴혈병에 걸리는 것은 당연했다. 하지만 그 누구도 괴혈병이 생기는 이유를 몰랐고, 비타민C가 풍부한 오렌지나 레몬을 먹으면 간단히 나을 수 있다는 사실도 알지 못했다.

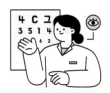

미량영양소

몸속에 적은 양만 필요하지만, 생명 유지와 건강에 꼭 필요한 영양소. 비타민과 무기질(미네랄)을 말한다.

비타민

우리 몸이 정상적으로 기능하기 위해 필요한 영양소. 지용성 비타민 A, D, E, K와 수용성 비타민 C와 B군이 있다.

괴혈병

비타민C가 부족해 생기는 질환으로 피로, 무력감, 출혈, 뼈의 변형, 치아 손실 등의 증상이 나타난다.

단어 꿀꺽!

 "15세기에서 17세기까지 유럽의 여러 나라들이 아시아, 아프리카, 아메리카 대륙으로 항해하면서 무역로를 개척하고 식민지를 건설한 시기를 □□□ 시대라고 불러."

 "이탈리아 출신의 탐험가 크리스토퍼 □□□□는 1492년에 스페인 왕실의 후원을 받아 새로운 항로 개척에 나섰다가, 신대륙인 아메리카를 발견했어."

 "적은 양이지만 우리 몸에 꼭 필요한 □□□□□는 비타민과 무기질이야."

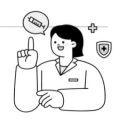

궁금 해결사

Q 비타민은 우리 몸에서 어떤 역할을 할까?

A 우리가 흔히 먹는 영양제이고 음료수나 과자에도 들어 있는 비타민은 엄연한 의약품이다.

비타민은 탄수화물, 단백질, 지방 같은 주 영양소와는 달리 아주 적은 양으로도 큰 효과를 나타내기 때문에 '미량영양소'라고 불린다. 비타민은 에너지를 내지도 않고 몸의 구성 성분도 아니지만, 생명을 유지하는 데 필수적인 화학반응이 원활하게 일어나게 하는 데 꼭 필요한 물질이다.

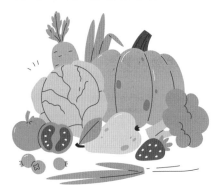

비타민은 물에 잘 녹는 '수용성 비타민'과 물에 잘 녹지 않는 '지용성 비타민', 두 종류로 분류한다.

수용성 비타민인 B와 C는 우리 몸에 저장되지 않아서 자주 먹어야 한다. 수용성 비타민은 채소나 과일 그리고 곡물에 많이 들어 있다. 지용성 비타민인 A, D, E, K는 간이나 지방 조직에 저장할 수 있어서 수용성 비타민보다 자주 먹을 필요는 없다. 버터 같은 동물성 지방, 식물성 기름, 유제품, 간, 생선 등에 많이 들어 있다.

Q 괴혈병은 어떤 병일까?

A 비타민C 부족으로 생기는 괴혈병의 초기 증상은 온몸이 피로하고 기운이 없는 것이다. 잇몸이 붓고 쉽게 피가 나고 이빨이 흔들리거나 빠질 수도 있다. 피부에 상처나 멍이 잘 생기고 붉은 반점이 나타난다. 그 외에 관절의 통증, 빈혈, 면역력 감소 등 다양한 증상으로 시름시름 앓다가 결국 죽게 된다.

괴혈병의 가장 효과적인 치료 방법은 비타민C를 보충하는 것이다. 오렌지, 레몬, 감귤, 브로콜리 등 비타민C가 풍부한 과일과 채소를 먹으면 된다. 심한 괴혈병을 치료할 때는 비타민C 보충제를 투여하거나 정맥주사로 비타민C를 공급한다.

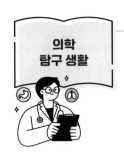

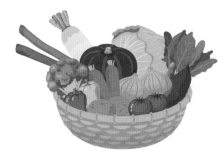

6대 영양소

우리 몸의 건강을 지키고 생존과 활동에 필수적인 6가지 물질인 탄수화물, 단백질, 지방, 비타민, 무기질 그리고 물을 합해 6대 영양소라고 부른다.

에너지원으로 사용되는 대표적인 영양소인 탄수화물은 밥, 빵, 국수, 감자 등에 풍부하게 들어 있다.

몸을 만드는 단백질은 근육을 이루는 주성분이다. 고기, 생선, 달걀, 콩 등에 많이 들어 있다.

지방은 에너지를 저장하고, 체온을 유지하고, 몸속 장기를 충격에서 보호하는 역할을 한다. 견과류, 올리브유, 아보카도 등에 많이 들어 있다. 탄수화물, 단백질, 지방을 '주(다량) 영양소'라고 부른다.

비타민과 무기질 같은 영양소는 '미량영양소'에 속한다. 무기질은 뼈를 튼튼하게 하고 몸의 다양한 기능을 돕는 역할을 한다. 무기질은 우유, 시금치, 치즈 등에 풍부하게 들어 있다.

우리 몸의 대부분(70%)을 차지하는 물도 생존에 필수적인 영양소이다.

비타민 결핍 질환

우리 몸에 필요한 영양소가 부족할 때 나타나는 질병을 '결핍 질환'이라고 한다. 특히 비타민 같은 미량영양소 결핍은 많은 문제를 일으킨다.

비타민 부족으로 나타나는 대표적인 질환은 다음과 같다.

비타민 종류	질환
비타민A	야맹증과 안구건조증
비타민B_1	각기병
비타민B_3	펠라그라
비타민B_{12}	악성빈혈
비타민C	괴혈병
비타민D	구루병
비타민K	출혈

비타민 결핍 질환은 부족한 영양소를 보충하거나 다양한 음식을 골고루 잘 먹으면 충분히 예방할 수 있다.

또 무기질의 하나인 철분이 부족하면 빈혈이 생길 수 있고, 칼슘의 결핍은 골다공증과 구루병을 일으킬 수 있다.

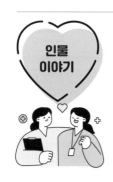

제임스 린드

James Lind

1716~1794

스코틀랜드 에든버러 출신의 의사 제임스 린드는 괴혈병의 치료법을 실험을 통해 최초로 입증한 것으로 유명하다.

에든버러 대학에서 의학을 공부하고 학위를 받은 린드는 1739년 영국 해군에 입대해 군의관으로 근무했다. 그는 긴 항해 동안 뱃사람들 사이에서 흔히 발생하는 괴혈병이 해군에게도 치명적인 영향을 미친다는 것을 알고 치료법을 개발하기 위해 연구에 몰두했다.

린드는 괴혈병에 걸려 외딴섬에 버려졌던 선원이 풀과 과일만 먹다가 몇 개월 뒤 회복되었다는 사실을 알게 되었다. 이에 힌트를 얻은 그는 1746년 괴혈병 환자를 몇 그룹으로 나누어, 각 그룹에 레몬즙, 사과즙, 황산염 용액을 마시게 했다. 그 결과 레몬즙을 마신 환자는 증상이 거의 없어진 것을 발견했다.

1753년 린드는 연구 결과를 발표한 논문에서 괴혈병의 치료와 예방을 위해서는 신선한 과일과 채소, 특히 감귤류를 충분히 먹어야 한다고 밝혔다. 하지만 영국 해군은 그의 권고를 곧바로 받아들이지 않았다. 그의 연구 결과가 나온 지 약 40년이 지난 1795년이 되어서야 영국 해군은 선원들에게 감귤류의 하나인 라임 주스를 정기적으로 공급하기 시작했고 괴혈병을 효과적으로 예방함으로써 강력한 전투력을 유지할 수 있었다. 만약 린드의 괴혈병 치료법이 더 늦게 알려졌다면 대영제국은 탄생하지 않았을지도 모른다.

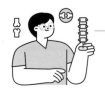
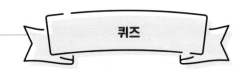

1 유럽인으로는 최초로 대서양과 아프리카 남해안을 거쳐 인도에 도착한 탐험가는 누구일까?

① 바스쿠 다 가마   ② 크리스토퍼 콜럼버스

③ 페르디난드 마젤란   ④ 제임스 린드

2 우리에게 적은 양이지만, 꼭 필요한 영양소는 무엇일까?

① 단백질   ② 지방

③ 비타민A   ④ 탄수화물

3 괴혈병은 어떤 영양소가 결핍되어 생기는 질병일까?

① 비타민A   ② 비타민C

③ 비타민D   ④ 비타민K

4 괴혈병 치료에 오렌지 등 감귤류가 특효라는 사실을 밝힌 사람은 누구일까?

① 알베르트 센트죄르지   ② 제임스 린드

③ 카시미르 풍크   ④ 제임스 쿡

5 다음 중 맞는 내용에는 ○표, 틀린 내용에는 ×표를 해보자.

① 괴혈병은 주로 오랫동안 항해하는 뱃사람들이 걸리는 병이었다. (　　)

② 지방은 미량영양소에 속하는 영양소이다. (　　)

③ 비타민D가 결핍되면 구루병이 생길 수 있다. (　　)

④ 비타민C는 오렌지, 레몬, 감귤, 브로콜리 등에 많이 들어 있다. (　　)

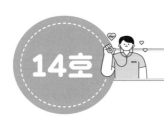

14호

똑똑 의학 신문

월

일

천연두 퇴치의 주역 에드워드 제너

호환·마마와 인류 최초의 백신

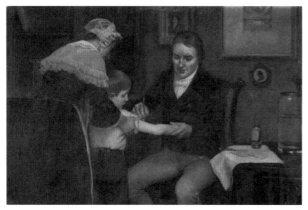
소년에게 천연두 백신을 주사하는 제너

병에 걸린 후 약을 먹고 낫는 것보다 더 좋은 것은 아프기 전에 예방하는 것이다. 특히 **감염병**을 예방하려면 백신을 접종해야 한다. 백신은 세균이나 바이러스가 우리 몸속에 침입하더라도 병에 걸리지 않게 하거나 걸리더라도 약하게 앓고 지나가도록 해 주는 의약품을 말한다.

천연두는 전 세계적으로 누적 사망자가 10억 명 이상이나 되고, 20세기

동안에만 약 3억 명이 목숨을 잃었을 정도로 사망률이 높은 무서운 질병이다. 우리나라도 사정은 크게 다르지 않아서 조선시대 후기에 기승을 부렸던 천연두는 수많은 사람의 생명을 앗아갔다. 《조선왕조실록》에 의하면, 조선의 역대 임금 중 숙종, 경종, 영조, 헌종 등이 천연두로 고생했다고 한다.

우리나라에는 예전부터 '호환·마마'라는 표현이 있다. 목숨을 잃을 만큼 두렵고 힘든 상황을 뜻하는 말인데, 호환(虎患)은 '호랑이에게 당하는 화'를 말한다. 마마는 천연두를 부르는 말이다. 조선시대 사람들에게 천연두는 호랑이가 습격하는 것과 비슷한 공포였던 셈이다.

지금은 천연두에 걸려 죽는 사람은 없다. 1970년대 말 이후 전 세계에서 천연두에 걸린 사람은 전혀 없기 때문이다. 세계보건기구는 1980년 5월에 천연두가 지구상에서 완전히 사라졌다고 공식 선언했다. 이로써 천연두는 인류가 최초로 완전하게 정복한 유일한 전염병이 되었다.

역사상 최악의 전염병 천연두를 퇴치하는 데 큰 공헌을 한 사람은 에드워드 제너다. 그는 우두에서 착안해 최초의 백신인 천연두 백신과 **종두법**을 개발했다. 제너는 '**면역학의 아버지**'로 불린다.

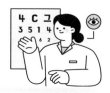

감염병

세균이나 바이러스 같은 여러 병원체에 감염되어 발생하는 질환이다.

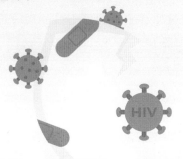

천연두

천연두 바이러스에 감염되어 발생하는 질환. 심한 열과 함께 물집이 생기고 발진(피부의 색깔, 모양, 감촉 등이 변하는 증상)이 나타난다.

우두

젖소의 유방에 궤양이 생기는 바이러스성 전염병. 제너가 천연두를 예방하기 위해 소에서 뽑아낸 물질이다.

종두법

천연두를 예방하기 위해 사람의 피부에 백신을 주입하는 방법. 제너가 처음으로 시행한 우두 고름을 이용한 우두법이 대표적이다.

면역학

우리 몸이 감염과 질병으로부터 자신을 스스로 방어하는 방법을 연구하는 과학 분야를 말한다.

단어 꿀꺽!

 "세균이나 바이러스가 우리 몸속에 침입하더라도 병에 걸리지 않도록 예방하거나 약하게 앓고 지나게 해 주는 역할을 하는 의약품을 □□이라고 불러."

 "□□□□□□에 의하면, 조선의 역대 임금 중 숙종, 경종, 영조, 헌종 등이 천연두로 고생했다고 해."

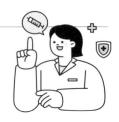

Q 천연두는 어떤 전염병일까?

A 천연두는 공기를 통해 쉽게 전염되는, 전염력이 매우 강한 바이러스 감염증이다. 천연두에 걸린 사람에게는 고열과 피로, 두통, 허리 통증 같은 증상이 나타나고, 2~3일이 지나면 얼굴과 팔다리에 붉고 작은 반점 모양의 발진이 생긴다.

백신이 개발되기 전에는 천연두의 치사율(병에 걸려 죽을 확률)은 40%가 넘을 정도로 매우 높았다. 병에서 회복되더라도 얼굴과 온몸에 곰보라고 불리는 흉한 흉터가 많이 남았다.

Q 천연두의 위력을 보여 주는 역사적 사례가 있을까?

A 천연두는 14세기의 페스트나 19세기의 콜레라처럼 인류 역사에 엄청난 영향을 미쳤다.

지금으로부터 500여 년 전 아메리카 대륙에 번성했던 잉카 문명과 아스테카 문명은 수백 명 정도였던 스페인 군대에 의해 멸망하고 말았다. 스페인 군대가 훨씬 숫자가 많았던 원주민들을 이길 수 있었던 비결은 바로 보이지 않는 미생물 군대였다. 스페인 군

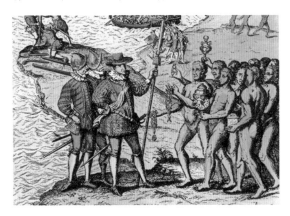

대와 함께 아메리카 대륙에 상륙했던 천연두 바이러스는 면역력이 전혀 없었던 원주민들을 죽음의 구렁텅이로 몰아넣고 말았던 것이다. 당시 약 6,000만 명이었던 아메리카 대륙의 인구는 스페인 침략 이후 500~600만 명으로 줄어들었다고 한다.

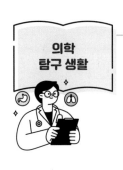
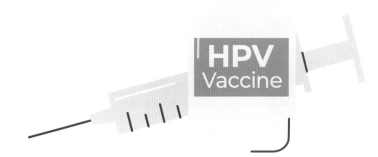

백신의 원리

백신(vaccine)이라는 말은 암소를 뜻하는 라틴어 'vacca'에서 유래했는데, 루이 파스퇴르가 제너의 공로를 기리기 위해 만들었다. 백신의 원리는 우리 몸의 면역계를 미리 훈련해 어떤 특정 질병에 대해 면역력을 갖추게 하는 것이다.

백신은 질병의 원인이 되는 약해진 병원체(바이러스나 세균)를 몸에 주입한다. 백신이 몸에 들어오면 면역계는 이를 침입자로 알고 공격을 시작한다. 하지만 병원체는 이미 약해진 상태이므로 우리 몸에 실제로 병을 일으키지는 못하고, 이 과정에서 면역계는 침입자를 식별하고 맞서 싸우는 특별한 물질을 만들어 낸다. 그리고 나중에 똑같은 병원체가 몸에 들어오면, 이것을 기억하고 있던 면역계가 신속하게 알아차리고 없앨 수 있게 된다.

면역계의 역할

면역계는 우리 몸의 중요한 '방어 시스템'이다. 외부에서 들어오는 병원체나 해로운 물질로부터 몸을 보호하는 역할을 한다.

면역계는 원래 몸에 있는 세포와 침입자를 구별하는 능력이 있다. 면역계는 백혈구와 항체를 이용해 침입자를 공격하고 몰아낸다.

면역계는 침입자를 기억하는 능력도 있다. 만약 같은 침입자가 다시 공격하면 면역계는 더 빨리 효과적으로 대응한다.

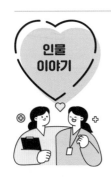
에드워드 제너

Edward Jenner

1749~1823

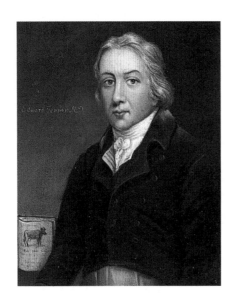

'백신의 아버지', '면역학의 아버지'로 불리는 에드워드 제너는 1749년 영국에서 태어난 의사이자 과학자이다. 어려서부터 과학에 흥미가 많았던 그는 런던에서 의학 공부를 마친 후 고향으로 돌아와 환자를 돌보며 연구를 계속했다.

제너의 가장 중요한 업적은 천연두 백신의 개발이다. 당시 그가 살던 지역에서는 소젖을 짜는 여성들이 많았는데 소의 천연두인 우두를 경험한 뒤에는 사람이 앓는 천연두에 걸리지 않는다는 사실이 알려져 있었다. 이 사실을 관찰하고 연구한 제너는 최초의 천연두 백신을 만들었고, 1796년 8살 소년에게 주사했다. 그리고 6주 뒤에 천연두 고름을 접종했지만 소년은 천연두에 걸리지 않았다. 이처럼 천연두를 예방하기 위해 몸에 백신을 접종하는 방법을 '종두법'이라고 한다.

제너는 1798년까지 총 23번의 천연두 백신 실험을 하면서 그 결과를 정리해 '천연두 백신의 원인과 결과에 관한 연구'라는 제목의 논문으로 발표했다. 백신이라는 개념을 최초로 알린 그의 연구는 백신을 통한 질병 예방의 시대가 시작되었음을 알리는 역사적 사건이었다.

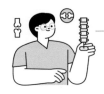
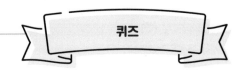

1 에드워드 제너는 어떤 동물이 걸리는 병에서 천연두 백신의 아이디어를 얻었을까?

① 소   ② 돼지

③ 닭   ④ 염소

2 에드워드 제너의 연구로 지금은 지구상에서 완전히 사라진 전염병은 무엇일까?

☐ ☐ ☐

3 백신(vaccine)이라는 말을 만든 사람은 누구일까?

① 에드워드 제너   ② 루이 파스퇴르

③ 알렉산더 플레밍   ④ 로베르트 코흐

4 스페인 군대가 옮긴 천연두 때문에 멸망한 잉카 문명과 아스테카 문명이 번성했던 대륙은 어디일까?

① 아시아   ② 아프리카

③ 유럽   ④ 아메리카

5 다음 중 맞는 내용에는 ○표, 틀린 내용에는 ×표를 해보자.

① 제너는 우두에 걸린 후에는 천연두에 걸리지 않는다는 사실에 주목했다. (　　)

② 백신은 약해진 병원체를 몸에 주입하는 것이다. (　　)

③ 백신이 개발되기 전에도 천연두의 치사율은 그리 높지 않았다. (　　)

④ 우리나라에는 천연두가 유행한 적이 없다. (　　)

흙 속의 진주, 스트렙토마이신

결핵 치료의 획기적인 전환점을 마련한 항생제

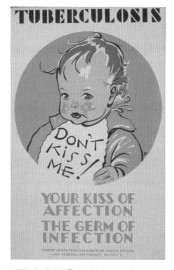

결핵의 전염성을 알리는 포스터

1971년 프랑스에서 설립된 인도적 의료 구호 단체인 '국경 없는 의사회'는 최근 발간한 보고서에서 많은 소아 결핵 환자들이 제대로 된 진단과 치료를 받지 못하고 있다고 지적했다. 세계보건기구에 따르면, 매년 125만 명에 이르는 14살 이하의 아이들이 결핵에 걸리지만, 그중 절반만 진단과 치료를 받는다고 한다.

결핵은 결핵균에 의해 발생하는 세균성 전염병으로 폐에 발생하는 '폐결핵'이 가장 많다. 주로 결핵에 걸린 사람이 기침이나 재채기를 할 때 공기 중으로 퍼지는 침방울을 통해 전염된다. 결핵이 폐를 제외한 나머지 신체 부위(뇌, 척수, 신장, 뼈, 피부, 소장 등)를 침범하면 '폐외 결핵'이라고 부른다.

결핵은 과거에 '백색 페스트'라고 불릴 정도로 심각한 전염병이었다. 결핵 환자들은 산속이나 바닷가 등 공기 좋은 곳에서 요양하거나 심하면 폐의 일부를 절제하는 수술을 하고, 다양한 약초 요법, 열 요법, 광선 요법 등을 시도했다. 하지만 이러한 치료법은 결핵을 완전히 치료할 수는 없었다. 결핵을 치료할 수 있게 된 것은 '스트렙토마이신'이라는 항생제의 발견 덕분이었다.

스트렙토마이신은 1943년 미국의 미생물학자 셀먼 왁스먼과 그의 제자 앨버트 샤츠가 개발했다. 그들은 흙 속에 사는 미생물을 연구했는데, '흙 속의 진주'라고 불리는 '방선균'이 항균성 물질을 만든다는 것을 알아냈다. 스트렙토마이신은 특히 페니실린에 저항성을 보이는 세균 감염을 치료할 수 있는 첫 번째 항생제로 유명하다.

왁스먼은 스트렙토마이신 발견의 공로를 인정받아 1952년 노벨 생리의학상을 받았다. 하지만 함께 연구했던 샤츠는 자신의 노력이 인정받지 못했다며 왁스먼을 고소했다. 후에 왁스먼은 샤츠의 공로를 인정하고 그를 스트렙토마이신의 공동 발견자로 정식 발표했다.

결핵

결핵균에 의해 발생하는 전염성 세균 감염. 주로 폐에 영향을 미치며 주요 증상으로는 지속적인 기침, 발열, 발한, 체중 감소 등이 있다. 치료를 받지 않으면 건강에 심각한 영향을 일으키지만 적절한 항생제 치료로 대부분 완치가 가능하다.

방선균

균의 일종으로 주로 흙 속에서 발견된다. 곰팡이와 비슷한 형태인 실 모양의 구조를 가지고 있으며, 결핵 치료에 사용하는 항생제인 스트렙토마이신을 생산한다.

저항성

항생제가 더 이상 세균을 효과적으로 죽이거나 성장을 억제하지 못하는 현상이다.

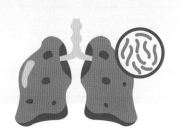

단어 꿀꺽!

 "우리 이모는 프랑스에서 설립된 인도적 의료 구호 단체인 '국경 없는 □□□'에서 일해."

"우아. 너희 이모 멋지다! 내 꿈도 의사야."

 "결핵을 치료할 수 있게 된 것은 '흙 속의 진주'라고 불리는 □□□이 항균성 물질을 만든다는 것을 발견하면서부터야."

"맞아! 그게 바로 스트렙토마이신이지."

"결핵은 오래전에는 백색 페스트라고 불릴 정도로 심각한 □□□이었어."

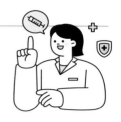

Q 방선균은 어떤 세균일까?

A 산에 가서 숨을 깊이 들이마시면 나는 냄새, 한여름 비가 주룩주룩 내릴 때 나는 냄새, 촉촉한 숲속 오솔길을 걸을 때 나는 냄새, 이 냄새의 정체는 무엇일까? 우리가 흔히 '흙냄새'라고 말하는 냄새가 바로 방선균이 만드는 화합물인 '지오스민'이라는 휘발성이 강한 물질에서 나는 냄새이다. 결국 흙냄새는 방선균의 냄새인 셈이다.

　방선균은 의학적으로 매우 중요한 세균이다. 방선균으로 만드는 가장 대표적인 항생제가 스트렙토마이신이다. 그 외에 '테트라사이클린'과 '에리트로마이신' 같은 항생제도 만든다. 최근에는 방선균이 항암물질도 생산하는 것으로 밝혀졌다.

　또 방선균은 흙 속 유기물의 분해에 매우 중요한 역할을 한다. 토양을 비옥하게 하고, 식물의 성장을 돕고 작물 생산량을 증가시키고, 생태계 건강에도 좋은 영향을 미친다. 방선균은 그야말로 진짜 진주보다 더 아름다운 '흙진주'인 셈이다.

Q 왜 결핵을 '백색 페스트'라고 불렀을까?

A 결핵은 기원전 7000년경 석기 시대 화석에서도 흔적이 발견될 정도로 매우 오래전부터 인류를 괴롭혀온 전염병이다. 중세와 근대 초기까지 결핵은 일단 걸리면 죽는 무서운 병이었다. 중세 유럽을 휩쓸었던 페스트(흑사병)와 비슷한 공포를 불러일으켰기 때문에 사람들은 결핵을 '백색 페스트'라고 불렀다.

　호흡기를 통해 감염되는 폐결핵은 전파력이 매우 강하다. 전 세계적으로 퍼져 있던 결핵은 특히 19세기 산업혁명 이후 복잡하고 위생 상태가 나쁜 도시 지역을 중심으로 환자가 급증했다. 히포크라테스는 결핵을 '소모병'이라고 불렀다. 결핵에 걸린 사람은 극도로 쇠약해지기 때문이다. 또 대부분의 결핵 환자들이 여위고 창백하고 핼쑥해졌기 때문에 사람들은 '백색'이라는 단어를 떠올렸다.

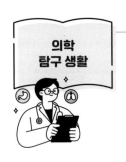

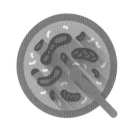

우리나라는 아직 결핵 후진국

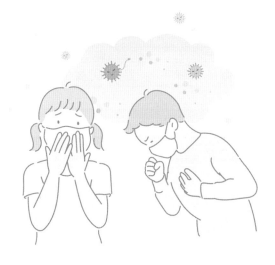

치료제가 아예 없었던 과거보다는 사정이 많이 나아졌지만, 결핵은 여전히 전 세계적으로 1년에 1,060만 명의 환자가 발생하고, 그중 130만 명이 사망하는 무서운 질병이다. 우리나라는 결핵 치료에서는 아직 후진국이다.

우리나라의 결핵 환자 수는 2023년 기준 19,540명으로, 인구 10만 명당 38.2명꼴이다. 결핵으로 인한 사망률도 인구 10만 명당 3.8명이다. 이것은 경제협력개발기구(OECD) 회원국(38개) 중 발생률은 2위, 사망률은 4위나 된다.

생각보다 어려운 결핵 치료

우수한 항생제가 많이 개발된 덕분에 결핵은 약만 잘 먹으면 대부분 완치가 가능하다. 하지만 결핵 치료는 생각보다 어렵다.

첫 번째 이유는 치료 기간이 길기 때문이다. 결핵 치료는 최소 6개월 이상 걸린다. 긴 치료 기간을 못 견디고 중간에 포기하면 치료 실패나 재발로 이어질 수 있다. 게다가 3~4개의 항생제를 꾸준히 먹어야 한다. 약을 제대로 챙겨 먹지 않으면 치료 효과가 많이 줄어든다.

항생제에 내성을 보이는 결핵균이 생기면 치료는 더 어려워진다. 더 많은 약을 더 긴 기간 먹어야 하므로 부작용도 생기기 쉽다. 게다가 결핵균에 감염되었지만, 증상이 없는 '잠복 결핵'도 많아 치료를 더 어렵게 만든다.

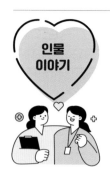
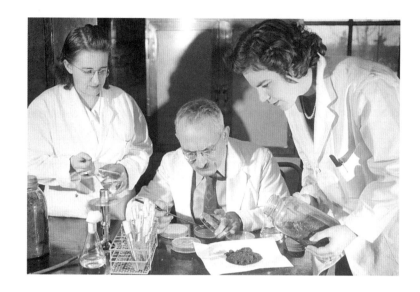

셀먼
왁스먼

Selman
Waksman

1888~1973

1888년 러시아에서 태어나 1916년 미국으로 귀화한 왁스먼은 캘리포니아 대학교 버클리에서 박사 학위를 받은 후 럿거스 대학교에서 미생물학을 연구했다.

왁스먼의 가장 중요한 업적은 1943년 토양 미생물 방선균에서 스트렙토마이신을 발견한 것이다. 스트렙토마이신은 페니실린에 저항성을 보여 불치병으로 불리던 결핵에 효과를 보이는 최초의 항생제였다. 그는 스트렙토마이신의 발견과 효과적인 결핵 치료법 개발의 공로로 1952년 노벨 생리의학상을 받았다.

왁스먼은 스트렙토마이신 외에도 '네오마이신'을 비롯한 많은 항생제를 개발해 질병 치료에 큰 공헌을 했다. 1949년 럿거스 대학교에 설립된 미생물학 연구소의 초대 소장으로 부임한 왁스먼은 스트렙토마이신과 네오마이신의 특허권으로 얻은 수입 대부분을 연구소 설립과 운영에 사용했다.

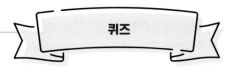

1 결핵이 가장 많이 발생하는 곳은 어디일까?

① 두뇌   ② 뼈

③ 폐   ④ 소장

2 결핵 치료제 스트렙토마이신을 발견한 미국의 미생물학자는 누구일까?

① 셀먼 왁스먼   ② 알렉산더 플레밍

③ 루이 파스퇴르   ④ 로베르트 코흐

3 스트렙토마이신이나 테트라사이클린 같은 항균물질을 생산해 '흙 속의 진주'라고 불리는 미생물은 무엇일까?

☐ ☐ ☐

4 결핵균에 감염되었지만, 증상을 나타내지 않는 결핵을 무엇이라고 부를까?

① 잠복 결핵   ② 숨은 결핵

③ 잠행 결핵   ④ 대기 결핵

5 다음 중 맞는 내용에는 ○표, 틀린 내용에는 ×표를 해보자.

① 결핵은 결핵 바이러스에 의해 발생하는 바이러스성 전염병이다. (　　)

② 결핵은 '백색 페스트'라고 불릴 정도로 사망률이 높은 전염병이었다. (　　)

③ 스트렙토마이신이 개발되기 이전에도 공기 좋은 요양원에서 잘 먹으면서 요양하면 결핵은 충분히 완치될 수 있었다. (　　)

④ 우리나라는 결핵 치료의 선진국이다. (　　)

혁신적인 ONE 현미경의 탄생

현미경의 발명과 발전의 역사

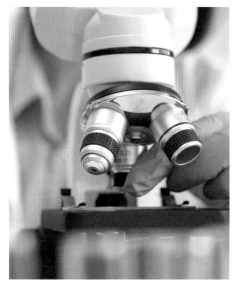

새로운 과학적 발견을 위한 도구, 현미경

"현미경 세계에 혁명이 일어났다."

과학계는 2023년 독일의 괴팅겐 대학병원 연구팀이 개발한 ONE(one-step nanoscale expansion) 현미경을 두고 이렇게 평했다. ONE 현미경은 값싸고 평범한 광학 현미경이지만, 수십억 원 이상 나가는 전자 현미경에 견줄 만큼 정밀한 이미지를 얻을 수 있기 때문이었다.

전통적인 광학 현미경은 200나노미터(nm) 이하의 작은 물체는 관측할 수 없었다. 하지만 ONE 현미경은 1나노미터(10^{-9}미터) 이하의 작은 구조물까지 관찰할 수 있는 해상도를 제공한다. 이 현미경을 이용하면 더 쉽고 간단하게 세포의 내부 구조까지 명확하게 관찰할 수 있다.

의학 분야에서 필수적인 도구로 활용되는 현미경의 역사는 1590년대 네덜란드의 안경 제작자였던 자카리아스 얀센에서 시작되었다. 그는 여러 개의 렌즈를 조합해 작은 것을 크게 보이게 만드는 장치를 개발했다. 또 이탈리아의 유명한 과학자 갈릴레오 갈릴레이는 1609년에 볼록렌즈와 오목렌즈를 가진 복합 현미경을 만들어 작은 물체를 관찰했다.

그 후 1665년에 영국의 과학자 로버트 훅은 현미경으로 코르크 조각을 들여다보다가 작은 방들을 발견했다. 그는 이 방에 '세포(cell)'라는 이름을 붙였다. 네덜란드의 안톤 반 레이우엔훅은 더 강력한 현미경을 만들어 미생물의 세계를 처음으로 관찰했다.

20세기에는 전자 현미경이 등장하면서 원자 수준까지 관찰할 수 있게 되었다. 이처럼 맨눈으로는 볼 수 없었던 작은 세계의 탐험을 가능케 한 현미경은 새로운 과학적 발견을 위한 도구로 유용하게 사용되고 있다.

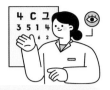

현미경

세포나 미생물 같이 맨눈으로는 볼 수 없는 작은 물체를 확대해 크게 보여 주는 도구이다.

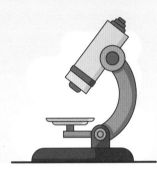

광학 현미경

우리 눈에 보이는 가시광선을 이용해 물체를 확대해서 보여 주는 도구. 컬러로 볼 수 있으며 비용이 비교적 저렴하다.

전자 현미경

전자빔을 사용해 물체를 확대해 보여 주는 도구. 흑백으로 관찰되며 나노미터 단위까지 관찰 가능하다.

해상도

이미지나 화면에서 얼마나 많은 세부 사항을 볼 수 있는지를 나타내는 척도. 해상도가 높을수록 더욱 선명하다.

나노미터

길이의 단위. 기호는 nm. 1나노미터는 1미터의 10억분의 1이다.

단어 꿀꺽!

 "오늘 과학 시간에는 □□□으로 피부 세포를 관찰할 거야."

 "1미터의 10억분의 1에 해당하는 길이는 1□□□□□야."

 "네가 보내 준 사진은 □□□가 낮아서 선명하지 않네."

"영국의 과학자 로버트 훅은 현미경으로 코르크 조각을 관찰하다 □□를 발견했어."

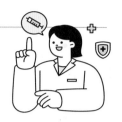

궁금 해결사

Q 현미경의 원리는 무엇일까?

A 빛을 사용하는 광학 현미경이나 전자를 사용하는 전자 현미경이나 모두 기본 원리는 비슷하다. 현미경의 기능에 가장 중요한 역할을 하는 것은 '대물렌즈'와 '접안(대안)렌즈'이다.

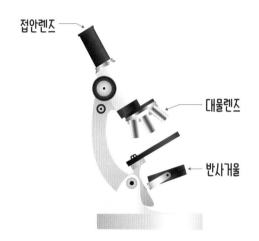

물체에서 나온 빛이 가장 먼저 통과하는 것은 물체에 가까이 있는 대물렌즈이다. 대물렌즈의 역할은 물체의 이미지를 크게 확대하는 것이다. 대물렌즈는 여러 개의 다른 배율(확대 정도)을 가진 렌즈로 구성되어 있는데, 물체에 따라 원하는 확대 배율을 선택할 수 있다.

관찰자가 눈으로 들여다보는 렌즈는 접안렌즈이다. 접안렌즈는 대물렌즈가 확대한 이미지를 추가로 확대해 관찰자가 볼 수 있게 해 준다.

참고로 멀리 있는 큰 물체를 관찰하는 데 사용되는 것은 '망원경'이다. 가까이 있는 작은 물체를 관찰하는 현미경과 사용 목적은 서로 다르지만, 둘 다 렌즈의 굴절 원리를 활용해 이미지를 확대하는 것이다.

Q ONE 현미경이 높은 해상도를 얻을 수 있게 된 비결은 무엇일까?

A ONE 현미경 기술의 핵심은 관찰하고자 하는 샘플을 실제로 크게 만드는 것이다. 즉 샘플에 화학물질이 첨가된 물을 부어 크기를 1,000배 이상으로 부풀린다. 이 과정을 통해 샘플은 원래의 구조를 유지하면서 크기는 커져 광학 현미경으로도 미세한 구조 관찰이 가능하다. 이 현미경을 사용하면 1나노미터 이하의 작은 단백질까지 관찰할 수 있다.

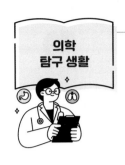
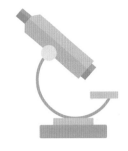

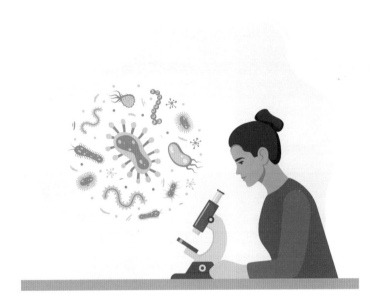

의학에서 꼭 필요한 현미경

다양한 분야에서 질병의 진단과 연구에 사용되고 있는 현미경은 의학 분야에 없어서는 안 되는 꼭 필요한 도구이다.

현미경은 병리학 분야에서 조직 샘플을 관찰하고 분석할 때 사용한다. 현미경을 이용하면 세포의 형태나 구조 변화를 통해 암과 같은 질병을 진단할 수 있다.

또 미생물학 분야에서 세균이나 바이러스 같이 매우 작은 미생물을 관찰하려면 현미경이 필수적이다. 이를 통해 전염병의 원인을 정확히 파악하고 적절한 치료법을 결정하는 데 많은 도움을 준다.

현미경은 면역세포의 상호작용을 연구하는 면역학 분야와 염색체 이상을 분석하는 유전학 분야에서도 매우 유용하게 사용된다. 그리고 혈액 검사로 빈혈이나 백혈병 같은 혈액질환을 진단할 때도 사용된다.

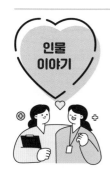
로버트 훅

Robert Hooke

1635~1703

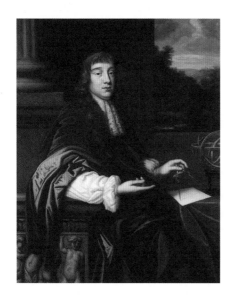

생물학의 가장 기본적인 용어인 '세포'를 처음으로 사용한 로버트 훅은 영국을 대표하는 과학자 중 한 명이다. 그는 왕성한 호기심으로 물리학, 생물학, 공학 등 다양한 방면에서 많은 업적을 남겼다.

훅은 물리학 분야에서 '훅의 법칙'을 정립한 것으로도 유명하다. 이것은 용수철과 같은 탄성 있는 물체가 외부에서 가해진 힘으로 늘어나거나 줄어들었을 때 원래 모습으로 돌아오려고 하는 복원력은 가해진 힘에 비례한다는 법칙이다.

그는 자신이 개량한 현미경을 사용해 다양한 물체를 관찰했고 이를 《마이크로그라피아(Micrographia)》라는 책으로 1665년에 출판했다. '세포'라는 용어는 이 책에서 처음 등장했다. 또한 훅은 런던 대화재 이후 도시 재건을 위한 설계 작업에도 관여했다.

훅은 평생 동안 아이작 뉴턴과 학문적 논쟁을 많이 벌인 것으로도 유명하다. 그는 뉴턴의 만유인력 법칙에 비판적이었고, 빛의 굴절에 관한 연구에도 의견 차이가 있었다. 두 사람의 학문적 논쟁은 개인적 갈등으로 이어져 훅이 사망할 때까지 계속되었다.

'영국의 레오나르도 다 빈치'라고 불릴 정도로 다재다능했던 훅은 뉴턴에 비하면 잘 알려지지 않았지만 그의 업적은 시간이 흐르면서 재평가되었고, 지금은 과학 분야에서 중요한 인물로 인정받고 있다. 훅은 평생 결혼하지 않고 독신으로 지냈다.

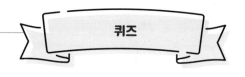

1 세포나 미생물처럼 맨눈으로는 볼 수 없는 작은 물체를 확대해 보여 주는 도구는 무엇일까?

☐ ☐ ☐

2 현미경에서 물체에서 나온 빛이 가장 먼저 통과하는 곳으로 물체의 이미지를 크게 확대하는 역할을 하는 렌즈는 무엇일까?

① 대안렌즈   ② 대물렌즈

③ 접안렌즈   ④ 확대렌즈

3 현미경을 사용해 진단할 수 있는 질환은 무엇일까?

① 백혈병   ② 조울증

③ 조현병   ④ 감기

4 현미경으로 세포를 가장 처음 발견한 영국의 과학자는 누구일까?

☐ ☐ ☐   ☐

5 다음 중 맞는 내용에는 ○표, 틀린 내용에는 ×표를 해보자.

① 망원경과 현미경은 사용 목적도 다르고 이미지를 확대하는 원리도 다르다. (   )
② 현미경은 세균이나 바이러스 같은 매우 작은 미생물을 관찰할 때 필요하다. (   )
③ 조직 샘플을 현미경으로 관찰하면 암세포의 존재를 확인할 수 있다. (   )
④ 현미경에서 가장 중요한 역할을 하는 것은 대물렌즈와 접안렌즈이다. (   )

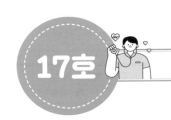
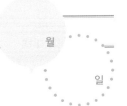
여름철 시작되는 모기와의 전쟁

약물 세계의 팔방미인, 항히스타민제

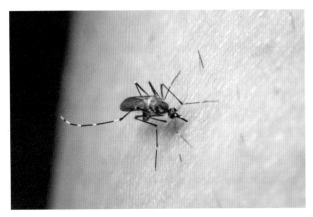

여러 가지 전염병을 옮기는 모기

여름철이 무서운 사람들이 있다. 유난히 모기에 잘 물리는 사람들이다. 왜 모기에 잘 물리는 사람과 그렇지 않은 사람이 있는 걸까?

모기에게 물리는 정도에는 여러 가지 요인이 작용한다. 예를 들면 이산화탄소 배출량, 체온, 땀, 피부의 미생물, 생활 습관 등이다. 특히 **대사활동**이 활발해 **이산화탄소**를 많이 배출하거나 몸집이 크고 운동을 많이 해 땀을 많이 흘리는 사람은 모기에 잘 물릴 수 있다.

또 모기는 어두운 색에 끌리므로 검은색이나 남색 옷을 입으면 모기가 잘 달려든다. O형 혈액형을 가진 사람들이 모기에 잘 물린다는 말도 있었지만, 확실히 증명되지는 않았다.

모기에게 물리면 피부는 빨갛게 붉어지며 부어오르고 매우 가렵다. 어떤 때는 아프기까지 하다. 만약 알레르기가 있다면 두드러기, 호흡 곤란, 얼굴이나 목의 부기 등 더 심한 증상이 나타난다. 모기는 말라리아, 뎅기열, 일본뇌염, 황열 등 여러 가지 전염병을 옮기기도 하는 매개체여서 더욱 문제가 된다.

모기에게 물리지 않는 것이 가장 좋겠지만, 만약 물렸다면 긁거나 침을 바르는 것은 삼가야 한다. 즉시 비누로 깨끗하게 씻고, 물린 부위를 얼음으로 찜질하면 부기와 가려움을 줄일 수 있다.

모기 물렸을 때 가려움과 부기를 줄여 주는 약 중 가장 대표적인 것은 '항히스타민제'이다. 항히스타민제가 포함된 연고, 크림, 파스 등은 물린 부위의 **히스타민** 반응을 억제해 가려움을 줄인다. 만약 상태가 심하면 **스테로이드**가 포함된 연고를 사용할 수도 있다.

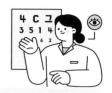

이산화탄소

2개의 산소(O) 원자와 1개의 탄소(C) 원자가 결합한 화합물이다. CO_2

대사활동

신체가 에너지를 얻고 사용하는 모든 화학적 과정. 생명 유지와 신체 기능 유지에 필수적이다.

혈액형

사람의 혈액을 구분하는 체계. 주요 혈액형 분류 체계는 'ABO 시스템'과 'Rh 시스템'이 있다.

두드러기

피부가 붉게 부풀어 오르면서 가려움을 동반하는 증상이다.

히스타민

우리 몸의 면역 반응과 염증 반응에 중요한 역할을 하는 화학물질이다. 성처가 나거나 감염되었을 때 히스타민이 분비되면 그 부위가 빨개지면서 부어오르고 아프다.

스테로이드

우리 몸의 다양한 생리 기능을 조절하는 역할을 하며, 자연적으로 만들어지는 화학물질. 스테로이드가 포함된 약물은 강력한 효과가 있어 다양한 질환의 치료에 널리 사용된다.

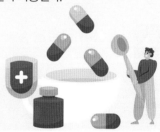

항히스타민제

히스타민의 작용을 억제해 알레르기 증상을 줄일 때 사용하는 약물이다.

단어 꿀꺽!

 "모기를 조심해야 해. 나는 모기에 □□□□가 있어서 물리면 두드러기나 호흡 곤란이 일어날 수 있거든."

 "이런, 모기장을 치고 자는 게 좋겠다."

 "혹시 모르니까 모기 물렸을 때를 대비해 가려움과 부기를 완화해 주는 □□□□□□를 가져왔어."

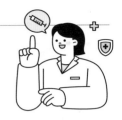

Q 모기에게 물리면 가려운 이유는 뭘까?

A 모기에게 물린 부위가 가려운 이유는 모기가 물자마자 주입하는 타액(침)의 성분 때문이다. 모기가 사람의 피부에 상처를 내면 우리 몸에서는 그 부위의 혈액을 응고시키는 물질을 분비해 피를 멎게 한다. 모기가 원활하게 피를 빨아먹으려면 이 과정을 막아야 한다.

그래서 모기의 타액 속에는 혈액 응고를 방지하는 항응고제와 다양한 단백질이 함께 들어 있다. 우리 몸의 면역체계는 모기 타액 속에 들어 있는 단백질을 외부 침입자로 여기고, 이를 없애려는 면역 반응을 일으킨다. 이 과정에서 나오는 히스타민이라는 화학물질 때문에 피부는 붉게 부어오르고 가려운 증상이 나타난다.

따라서 모기에 물렸을 때 느끼는 가려움은 우리 몸의 면역 반응, 즉 방어 작용 때문에 나타난 것이므로 걱정할 필요가 없다.

Q 모기가 사람을 무는 이유는 뭘까?

A 모든 모기가 사람을 물고 피를 빨아먹는 것은 아니다. 사람을 무는 것은 암컷 모기이다. 수컷 모기는 식물이나 과일의 즙을 먹는다. 암컷 모기는 알을 낳는 데 필요한 단백질이나 철분 같은 영양분을 사람의 피에서 얻기 때문이다.

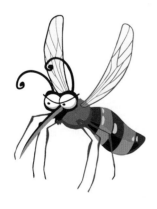

암컷 모기는 사람뿐만 아니라 가축이나 새 같은 다른 동물도 물 수 있다. 사람들이 많은 도시에 사는 모기들은 사람을 주로 문다.

모기의 수명은 암수에 따라 다르다. 수컷 모기는 보통 1~2주 정도 살고, 암컷 모기는 1~2개월 정도 산다. 암컷 모기는 살아 있는 동안 여러 번 알을 낳는데, 한 번에 수십 개에서 수백 개를 낳는다.

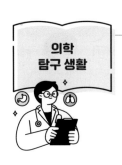

히스타민과 알레르기 반응

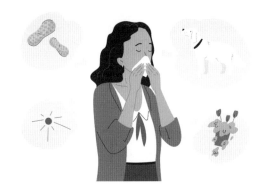

히스타민은 스트레스 같은 외부 자극을 받았을 때 우리 몸이 스스로를 보호하기 위해 분비되는 화학물질이다. 상처가 난 곳이 아프고 붉게 부풀어 오르는 것도 히스타민 때문이다.

알레르기 반응은 우리 몸이 꽃가루, 먼지진드기 같은 것에 대해 면역 반응이 과민하게 나타나는 것이다. 처음 먹거나 만졌을 때는 알레르기 증상이 나타나지 않지만, 면역체계는 이것을 해로운 물질로 인식해 '항체'라는 단백질을 만든다. 나중에 같은 물질이 다시 몸속에 들어오면, 이미 만들어진 항체가 알아차리고 히스타민 같은 화학물질을 만드는 것이다. 히스타민은 코막힘, 재채기, 가려움, 두드러기 같은 알레르기 증상을 유발한다.

항히스타민제

항히스타민제는 알레르기 반응에 관여하는 히스타민의 작용을 억제해 알레르기 증상을 약하게 만드는 약물이다.

'팔방미인 약'이라고 불릴 정도로 다양한 곳에 사용되는 항히스타민제는 비염, 결막염, 두드러기, 가려움증 같은 증상을 줄이고, 콧물이나 재채기 같은 감기 증상도 누그러뜨린다. 또 멀미를 예방하거나 증상을 완화하는 데도 사용할 수 있다.

항히스타민제는 1930년대에 프랑스의 화학자 다니엘 보베(Daniel Bovet)가 히스타민의 작용을 억제하는 물질을 발견하면서 시작되었다.

1950년대에 개발된 항히스타민제는 효과가 좋고 값도 저렴해 여전히 널리 사용되었다. 하지만 졸음이나 몽롱한 느낌이 몰려오는 부작용이 있었다. 지금은 졸음 문제가 개선된 항히스타민제가 개발되어 사용 중이다.

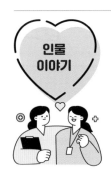

다니엘 보베

Daniel Bovet

1907~1992

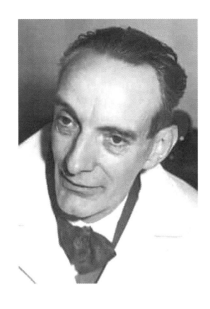

보베는 1907년 스위스에서 태어나 20세기 중반에 활동한 이탈리아의 약리학자이다. 그는 항히스타민제와 근육 수축을 억제하는 약물(근육 이완제) 개발로 유명하다.

스위스 제네바 대학에서 생물학과 화학을 전공한 보베는 프랑스 파리의 파스퇴르 연구소에서 약리학자로 일하며 본격적인 연구를 시작했다. 그는 1937년부터 1944년 사이에 최초의 합성 항히스타민제를 개발했다. 보베가 개발한 약물은 환자 치료에 널리 쓰이지는 않았지만, 알레르기 치료 연구의 선구적인 역할을 한 것으로 평가받고 있다.

보베는 이 외에도 근육 이완제와 관련된 연구도 계속했다. 남아메리카의 원주민이 화살에 바르는 독약인 큐라레를 연구해서 외과 수술을 할 때 마취의 효과를 개선하고 높이는 데 크게 공헌했다. 그는 약리학 분야의 여러 가지 연구 공로를 인정받아 1957년에 노벨 생리의학상을 받았다.

그 후 이탈리아의 사사리 대학 약리학 교수로 있다가 로마에 있는 국립연구위원회의 정신 약리학 연구소 책임자로 일했다.

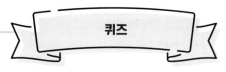

1 모기에 잘 물리는 사람의 특징과 가장 관계가 없는 것은 무엇일까?

① 이산화탄소 배출량이 많은 사람   ② 몸집이 큰 사람

③ 땀을 많이 흘리는 사람   ④ 혈액형이 O형인 사람

2 모기가 옮기는 전염병이 아닌 것은 무엇일까?

① 천연두   ② 말라리아

③ 뎅기열   ④ 일본뇌염

3 모기에게 물렸을 때 가려움과 부기를 줄이는 약으로 가장 대표적인 것은 무엇일까?

① 근육 이완제   ② 항생제

③ 항히스타민제   ④ 진통제

4 면역 반응에서 중요한 역할을 하는 화학물질로, 몸이 외부 자극을 받았을 때 분비되는 것은 무엇일까?

① 인슐린   ② 히스타민

③ 스테로이드   ④ 땀

5 약리학자로 히스타민의 작용을 억제하는 물질을 최초로 발견한 사람은 누구일까?

☐ ☐ ☐   ☐ ☐

심장을 튼튼하게 만드는 운동

계단 오르기의 좋은 점

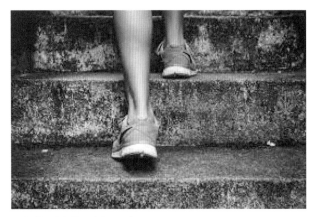

심장병을 예방하는 계단 오르기

해마다 4월이 되면 서울 잠실에 있는 국내 최고층 건물 롯데월드타워에서는 특별한 행사가 열린다. 바로 1층에서 123층까지 총 2,917개의 계단을 오르는 '스카이런(Sky Run)' 수직마라톤 대회이다.

계단 오르기는 우리 몸의 펌프 역할을 하는 **심장**의 건강에 도움이 되는 **유산소 운동**의 하나이다. 계단을 오르는 것은 평지를 걷는 것보다 운동량이 많다. 일을 더 많이 해야 하는 근육에 **혈액**을 보내기 위해 심장은 더 빨리 강하게 뛰어야 하기 때문이다. 이렇게 계속 단련하다 보면 심장은 더 강해진다.

계단 오르기는 심장에 문제는 없는지 알아보는 아주 간단한 방법이다. 스페인 연구팀이 밝힌 바에 따르면, 계단 60개를 90초 안에 오르지 못한다면 심장의 기능에 문제가 있는 신호다.

연구팀은 운동 중 가슴이 아프고 숨이 가쁘다고 한 환자 165명에게 계단 60개를 쉬지 않고 오르도록 했다. 이후 환자의 심장 기능을 조사했더니, 계단을 오르는 데 90초 이상 걸린 사람 중 58%에서 심장 기능에 이상이 있음이 밝혀졌다. 또 이들은 90초 이내에 계단 60개를 오른 사람들과 비교해 10년 안에 사망할 확률이 30% 이상 더 높은 것으로 나타났다.

꾸준히 계단 오르기를 한 사람들은 사망 위험이 낮아진다. 영국에서 발표한 연구 결과에 의하면, 규칙적으로 계단 오르기를 한 사람은 하지 않은 사람보다 사망률이 낮았다. 특히 심장병으로 인한 사망 위험은 더 낮은 것으로 나타났다. 하버드 대학교의 연구진은 10층 계단을 1주일에 두 번만 올라도 **심근경색증**으로 죽을 확률이 20% 줄어든다고 밝혔다.

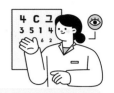

심장

혈액을 온몸에 순환시켜 산소와 영양분을 공급하고, 이산화탄소와 노폐물을 제거하는 역할을 하는 기관이다.

혈액

산소와 영양분을 몸의 각 부분으로 운반하고, 노폐물과 이산화탄소를 제거하는 액체 조직. 혈장, 적혈구, 백혈구, 혈소판 등으로 구성된다.

유산소 운동

산소를 사용해 에너지를 생산하는 신체활동. 걷기, 달리기, 수영, 자전거 타기 등이며, 심장과 폐의 기능을 강화하는 데 도움이 된다.

심근경색증

심장 근육에 혈액을 공급하는 혈관이 막혀 심장에 산소와 영양분이 제대로 공급되지 않아 심장 기능에 큰 이상이 발생한 상태. 흔히 '심장마비'라고 부른다.

단어 꿀꺽!

"우리 엄마는 매일 계단 오르기와 달리기를 해. 이렇게 산소를 사용하는 활동을 ☐☐☐ 운동이라고 한대."

"그래? 우리 아빠는 근력 운동을 열심히 하는데."

"혈액이 온몸에 돌면서 산소와 영양분을 공급할 수 있도록 해 주는 몸속 기관은 ☐☐이야."

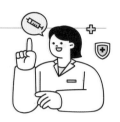

Q 심장은 어떻게 생겼고, 어디에 있을까?

A 심장은 모든 버스가 출발하는 아주 큰 버스 터미널처럼 몸 전체로 떠나는 혈액의 시작점이다. 심장에서 힘차게 뿜어져 나온 혈액은 산소와 영양분을 가득 싣고 몸 구석구석으로 퍼져 나간다. 혈액은 온몸을 이러저리 돌며 영양분과 산소를 각 조직에 전달하고, 쓰고 남은 노폐물과 이산화탄소를 받아 제거한다.

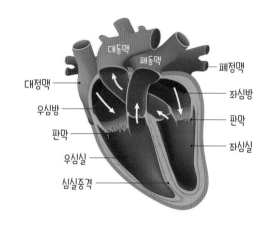

심장은 왼쪽 가슴뼈 안쪽에 자리 잡고 있다. 크기는 주먹만 하고 무게는 300그램 정도이다. 심장은 네 개의 방으로 구성되어 있는데, 위쪽에 심방(왼쪽의 좌심방과 오른쪽의 우심방)과 아래쪽에 심실(왼쪽은 좌심실, 오른쪽은 우심실)이 있다.

심방과 심실 사이 그리고 심실에서 대동맥과 폐동맥으로 나가는 부분에는 '판막'이라고 부르는 문이 있다. 혈액은 판막이 열리고 닫히면서 한 방향으로만 흐른다.

Q 심장은 하루에 몇 번이나 뛸까?

A 심장이 하는 일은 오직 하나, 뛰는 것이다. 심장이 한 번 수축하고 이완하는 데 걸리는 시간은 평균 0.8초이다. 그러니까 심장이 뛰는 횟수는 1분에 75회, 1시간에 4,500회, 하루는 108,000회나 된다. 결국 심장은 평생 약 35억 번 뛰는 셈이다.

심장이 뿜어내는 혈액의 양은 엄청나다. 한 번 박동할 때마다 약 70밀리리터의 혈액이 심장에서 나오기 때문에 심장은 1분에 약 5리터 가까운 혈액을 뿜어낸다. 1시간이면 약 300리터, 하루면 7,200리터나 되는 피를 내보낸다.

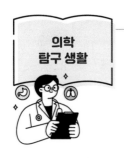

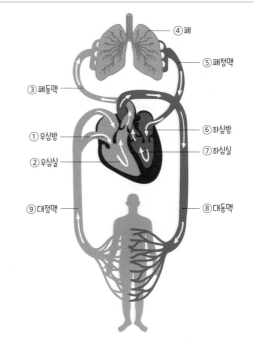

④ 폐
⑤ 폐정맥
③ 폐동맥
① 우심방
② 우심실
⑥ 좌심방
⑦ 좌심실
⑨ 대정맥
⑧ 대동맥

심장 박동의 두 가지 단계

심장 박동은 수축기와 확장기, 두 단계로 이루어진다.

수축기는 심장이 수축해 혈액을 몸 전체로 밀어내는 단계이다. 심장 아래쪽의 심실이 수축하면서 혈액을 대동맥과 폐동맥으로 내보낸다. 대동맥을 떠난 혈액은 온몸으로 보내지고, 폐동맥을 지나 폐로 들어간다. 이 단계에서 혈압은 가장 높다.

확장기는 심장이 확장되면서 혈액이 다시 채워지는 단계이다. 위쪽의 심방이 확장하면서 폐와 온몸에서 돌아온 혈액을 받아들인다. 혈압은 이 단계에서 가장 낮다.

수축기와 확장기가 반복되면서 혈액은 몸 전체를 돈다. 몸 전체에 산소와 영양분을 충분히 공급하려면 심장이 규칙적으로 움직여야 한다.

혈액의 순환

혈액이 온몸을 돈다는 사실을 최초로 밝힌 사람은 17세기 영국의 의사 윌리엄 하비다.

혈액의 첫 번째 정거장은 우심방이다. 이곳의 혈액은 산소와 영양분은 적은 대신 온몸을 다니며 모은 이산화탄소와 노폐물을 포함하고 있다. 혈액은 우심실과 폐동맥을 지나 폐로 가야 한다. 폐에서 혈액은 폐기물을 내려놓고 대신 산소가 함유된 신선한 공기를 받아들인다. 폐를 떠난 혈액은 폐정맥을 따라 좌심방을 통해 심장으로 다시 돌아온다. 이때 우심실에서 폐를 거쳐 좌심방으로 되돌아오는 것을 '폐순환'이라고 부른다.

좌심실로 이동한 혈액은 대동맥을 지나 온몸 전체로 힘차게 퍼져 나간다. 온몸을 돌며 산소와 영양분을 배달한 혈액은 여행 도중에 받은 폐기물을 싣고 다시 대정맥을 통해 우심방으로 돌아와 다음 여행을 준비한다. 이렇게 좌심실에서 시작해 온몸의 조직을 거쳐 다시 우심방으로 돌아오는 것을 '온몸순환'이라고 부른다. 심장을 떠난 혈액이 심장으로 되돌아오는 데는 약 1분의 시간이 걸린다.

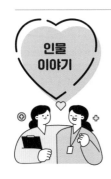
윌리엄 하비

William Harvey

1578~1657

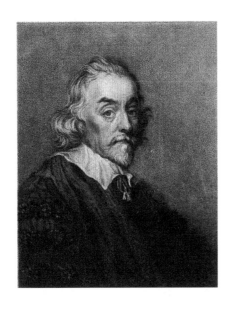

하비는 혈액이 우리 몸에서 끊임없이 순환한다는 사실을 최초로 밝힌 영국 출신의 의사이자 생리학자이다. 사업가 집안에서 태어난 하비는 케임브리지 대학에서 의학을 공부하고 이탈리아 파노바 대학에서 2년간 유학했다. 런던으로 돌아온 하비는 진료소를 열어 큰 성공을 거두었다. 그는 특히 심장에 관심을 갖고 연구를 계속했는데 심장과 혈액 순환에 대한 근본적인 원리를 밝힌 그의 연구는 이후 의학 발전에 중요한 토대가 되었다.

하비는 1628년 발표한 《동물의 심장과 혈액의 운동에 관한 해부학적 연구》라는 책에서, 심장이 혈액을 내뿜어 온몸에 순환시킨다는 사실을 밝혔다. 심장을 출발한 혈액이 동맥을 거쳐 몸으로 나가고, 정맥을 통해 다시 심장으로 돌아온다는 체계적인 순환 과정을 설명한 하비의 이론은 근대 생리학의 기초를 세운 획기적인 연구였다.

특히 하비는 많은 종류의 동물을 해부한 것으로도 유명하다. 그는 심장의 작용을 이해하기 위해 동물을 산 채로 해부하기도 했다. 그의 연구는 당시까지 많은 사람이 믿고 있었던 갈레노스의 학설(혈액은 간에서 만들어지고 소모된다는 이론)을 정면으로 반박하는 것이었다. 하지만 혈액 순환에서 폐의 역할을 이해하지 못했던 하비는 혈액이 왜 순환하는지는 설명하지 못했다. 그래서 하비의 이론을 반박하는 사람들이 많았다.

하지만 과학기술이 발전하면서 하비의 연구는 그 가치를 인정받고, 오늘날에는 현대 생리학의 기초를 확립한 위대한 학자로 평가받고 있다.

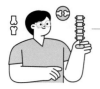
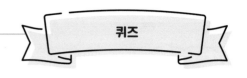

1 혈액을 온몸에 순환시키는 펌프 역할을 하는 장기는 무엇일까?

☐ ☐

2 심장병을 예방하는 데 도움이 되는 생활 습관은 무엇일까?

① 흡연　　　　　　　　　　② 음주

③ 고지방 식단　　　　　　　④ 규칙적인 운동

3 심장이 수축해 혈액을 몸 전체로 밀어내는 단계는 무엇일까?

① 수축기　　　　　　　　　② 확장기

③ 펌프기　　　　　　　　　④ 시동기

4 혈액이 온몸을 순환한다는 사실을 최초로 밝힌 영국의 의사는 누구일까?

☐ ☐ ☐　☐ ☐

5 다음 중 맞는 내용에는 ○표, 틀린 내용에는 ×표를 해보자.

① 계단을 오르는 것은 평지를 걷는 것보다 운동량이 더 많다. (　　)

② 걷기나 달리기처럼 산소를 사용하는 신체활동을 근력 운동이라고 부른다. (　　)

③ 심장을 출발한 혈액은 동맥을 거쳐 몸으로 나가고, 정맥을 통해 다시 심장으로 돌아온다. (　　)

④ 혈액이 우심실에서 폐를 거쳐 좌심방으로 되돌아오는 것을 '폐순환'이라고 부른다. (　　)

스마트폰에 혹사당하는 눈 관리법

몸이 천 냥이면 눈이 구백 냥

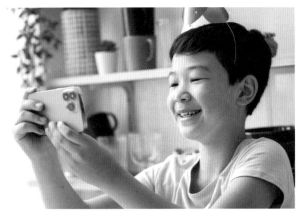

눈 건강에 좋지 않은 스마트폰의 지나친 사용

스마트폰은 아침에 눈 뜨는 순간부터 밤에 잠들 때까지 우리 곁을 떠나지 않는다. 우리나라 사람들은 하루 평균 5.2시간 스마트폰을 사용해 세계 3위다. 더구나 우리나라 국민의 '스마트폰 과의존' 위험군 비율은 해마다 증가해 2023년에는 23%가 넘었다. 특히 청소년층은 40%나 된다.

스마트폰, 태블릿, 컴퓨터, TV 등 디지털 기기를 많이 사용하면서 눈 건강에 적신호가 켜지고 있다. 디지털 기기를 지나치게 많이 사용하면 눈이 쉽게 피로하고, **이물감**이나 **작열감**이 느껴지고, 건조해진다. 증상이 심해지면 안구 표면이 손상되고 시력이 나빠질 수 있다.

디지털 기기가 눈 건강에 좋지 않은 대표적인 이유는 눈 깜빡임 횟수가 많이 줄기 때문이다. 우리는 평균적으로 1분에 16~20회, 하루에 15,000~20,000회 눈을 깜빡인다. 하지만 스마트폰에 집중하다 보면 눈 깜빡임 횟수는 절반 정도로 줄어든다. 눈 깜빡임 횟수가 줄어들면 **안구건조증**이 생기기 쉽다.

디지털 시대를 사는 우리들에게 안구건조증은 매우 흔한 질환이 되었다. 대한안과학회의 조사에 의하면 우리나라 성인 3명 중 1명은 안구건조증 증상이 있다. 안구건조증의 증가는 어린이들도 마찬가지여서, 초등학교 5~6학년 어린이의 약 10%는 안구건조증 증상이 있는 것으로 조사되었다.

'몸이 천 냥이면 눈이 구백 냥'이라는 속담처럼 눈은 가치를 매길 수 없는 중요한 신체 기관이다. 한번 잃고 나면 회복하기 어렵다. 특히 어린이일수록 눈 건강 관리가 중요하다.

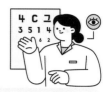

스마트폰 과의존

운동이나 취미 활동보다 스마트폰을 하는 것을 더 좋아하고 중요하게 생각하며, 스스로 정한 사용 시간을 지키지 못할 뿐 아니라, 스마트폰 때문에 손이나 팔이 아프거나 눈이 피곤해도 계속 사용하는 것을 말한다.

이물감

무언가 다른 물질이 들어가 있는 느낌이다.

작열감

피부나 신체의 일부가 불에 타는 듯이 뜨겁고 화끈거리는 느낌이다.

안구건조증

눈물이 충분히 만들어지지 않거나 눈물이 너무 빨리 증발해 눈이 쉽게 건조해지는 것을 말한다.

단어 꿀꺽!

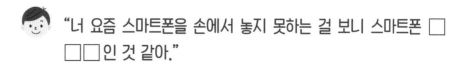

"스마트폰은 몇 시간째 보고 있는 거니? 디지털 기기를 너무 오래 사용하면 눈 □□□ 횟수가 많이 줄어서 눈 건강에 좋지 않아."

"엄마, 그래서 그런지 눈이 뻑뻑해요."

"이런, 눈물이 잘 만들어지지 않는 □□□□□인 것 같네."

"너 요즘 스마트폰을 손에서 놓지 못하는 걸 보니 스마트폰 □□□인 것 같아."

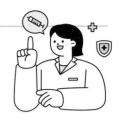

Q 눈 깜빡임이 줄어드는 것이 왜 눈 건강에 좋지 않을까?

A 눈 깜빡임은 눈 건강에 중요한 역할을 한다. 자연스러운 행동인 눈 깜빡임은 눈물층을 고르게 퍼뜨려 눈 표면을 촉촉하게 유지하기 때문이다. 눈 깜박임은 눈이 건조해지는 것을 막고, 각막(눈을 보호하는 투명한 막)과 결막(눈꺼풀의 안쪽과 눈의 흰자위 표면을 덮고 있는 얇고 투명한 막)을 보호하는 데 도움이 된다.

눈 깜빡임 횟수가 줄어들면 눈물막이 일정하게 분포되지 않아 안구 표면이 건조해지고, 눈 주위 근육도 쉽게 피로해진다. 눈의 건조와 피로가 누적되면, 일시적으로 시력이 나빠지고 시야가 흐릿해질 수 있다. 또 눈물이 부족하면 눈 안에 들어가는 먼지 등을 없애기 어렵다.

Q 현명한 디지털 기기 사용법은 무엇일까?

A 디지털 기기를 사용하지 않고 살기는 힘들다. 스마트폰으로 생길 수 있는 눈의 피로와 건조를 줄여 눈 건강을 유지하는 방법을 알아보자.

① 20-20-20 운동: 미국의 에드워드 멘델슨 박사가 권고한 방법이다. 스마트폰을 볼 때 20분마다 20피트(약 6미터) 떨어진 곳을 20초 동안 바라보는 휴식 방법이다. 눈의 피로를 줄이고 근육을 이완하는 데 도움이 된다.

② 의식적으로 눈 자주 깜빡이기: 스마트폰을 볼 때 의식적으로 눈을 자주 깜빡여 건조해지는 것을 막고 눈물이 고르게 퍼지도록 한다.

③ 눈의 피로를 낮추는 환경 만들기: 주변 조명을 적절히 조절해 눈부심을 줄이고, 화면의 밝기, 대비, 글자 크기를 조절해 눈의 피로를 줄인다. 화면의 높이는 눈높이와 비슷하게 하고, 화면과 눈 사이의 거리는 팔 길이 정도로 한다.

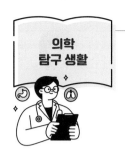
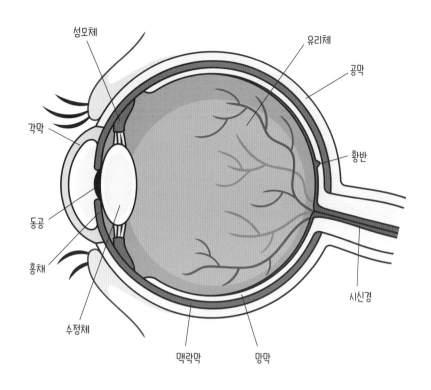

섬모체
유리체
공막
각막
황반
동공
홍채
시신경
수정체
맥락막
망막

물체를 보는 원리

우리가 어떤 물체를 볼 수 있는 것은 빛 덕분이다. 깜깜한 밤에는 빛이 없으므로 아무것도 안 보인다.

물체에 닿은 빛은 눈으로 들어온다. 각막을 통해 들어온 빛은 동공(눈의 중앙에 있는 검은 원형의 구멍)으로 들어간다. 동공은 카메라의 렌즈처럼 빛의 양을 조절하는 역할을 한다. 즉 주변이 밝으면 작아지고 어두우면 커진다. 동공을 지난 빛은 눈 안의 작은 렌즈인 수정체에 도달하고, 수정체는 빛을 굴절시켜 망막(눈의 안쪽 뒷면을 덮고 있는 얇은 신경 조직층)에 도달하게 한다. 즉 수정체는 초점을 맞추는 역할을 하는 것이다. 눈의 뒷부분에 있는 망막은

빛 수용체라는 감각 세포로 덮여 있다. 이 수용체가 빛을 전기 신호로 바꿔 준다.

망막에서 만들어진 전기 신호는 시신경을 통해 뇌로 전해지고 뇌는 이 신호를 해석해서 우리가 보는 이미지를 만들게 된다. 그러니까 우리가 어떤 물체를 본다는 것은 빛, 눈, 그리고 뇌의 협력 작용 덕분인 셈이다.

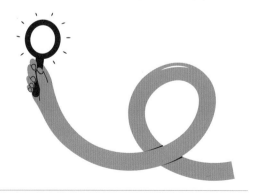

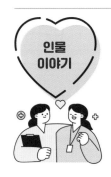
데이비드 휴벨

David Hubel,

1926~2013

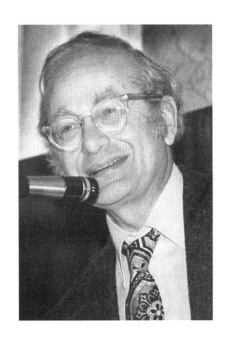

휴벨은 시각 정보가 뇌에서 어떻게 처리되는지를 연구한 캐나다 출신의 의사이자 과학자이다. 그의 연구는 우리가 세상을 어떻게 보고 이해하는지를 밝히는 데 큰 공헌을 한 것으로 평가받고 있다.

어린 시절부터 과학에 많은 흥미를 보인 휴벨은 캐나다 맥길 대학교에서 의학을 공부했다. 이후 미국으로 건너가 존스 홉킨스 병원에서 근무하며 토르스텐 비젤(Torsten Wiesel)과 함께 신경과학을 연구했다. 그들은 고양이를 대상으로 한 실험에서 어린 시절의 시각 경험이 뇌의 발달에 큰 영향을 미친다는 것을 밝혀냈다.

또한 시각 정보가 눈에서 뇌로 어떤 과정을 거쳐 전달되는지 밝혀냈으며, 시각 피질이 단순한 시각 자극을 복잡한 시각 정보로 변환하는 방식을 연구했다.

휴벨과 비젤은 시각 정보 처리에 관한 연구의 공로를 인정받아 1981년에 신경심리학자 로저 스페리와 공동으로 노벨 생리의학상을 받았다. 신경과학과 의학 분야에 깊은 영향을 미친 그들의 업적은 시각 장애 치료의 기반 확립에 큰 역할을 했다.

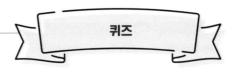

1 스마트폰의 과도한 사용으로 나타날 수 있는 증상이 아닌 것은 무엇일까?

① 눈의 피로   ② 이물감

③ 건조감   ④ 집중력 향상

2 디지털 기기가 눈 건강에 좋지 않은 이유는 무엇일까?

① 눈 깜빡임 감소   ② 눈물 분비 증가

③ 시력 향상   ④ 선명한 시야

3 스마트폰 과의존 현상과 가장 관련 깊은 질환은 무엇일까?

① 원시   ② 백내장

③ 안구건조증   ④ 녹내장

4 밝은 곳에서는 작아지고 어두운 곳에서는 커지면서 카메라 렌즈처럼 빛의 양을 조절하는 것은 무엇일까?

① 각막   ② 동공

③ 수정체   ④ 망막

5 물체의 초점이 망막 앞쪽에 맺혀 멀리 있는 물체가 잘 보이지 않는 증세는 무엇일까?

☐ ☐

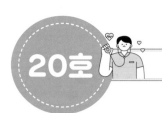

난청을 일으키는 잘못된 이어폰 사용

스마트폰 시대의 또 다른 불청객

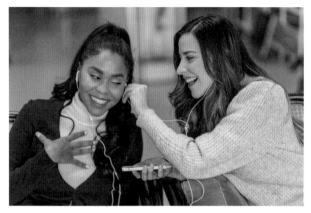
청각 세포를 피로하게 만드는 이어폰

'난청'이란 전혀 들을 수 없거나 거의 들을 수 없는 상태를 말한다. 청력 손실이 생기면 대화나 음악 감상 등 일상생활에 많은 불편이 생긴다. 난청은 60대 이상의 비중이 53% 정도지만, 최근에는 청소년을 포함한 젊은 환자도 꾸준하게 늘고 있다.

청소년에게서 나타나는 난청은 대부분 '소음성 난청'이다. 이어폰 덕분에 우리는 방해받지 않고 언제 어디서든 음악을 듣고 영상을 즐길 수 있게 되었다. 하지만 이어폰으로 일정한 음량 이상의 큰 소리를 계속해서 들으면 청각을 담당하는 귀의 세포가 피로해지고 손상되기 쉽다. 소음성 난청은 스마트폰 시대를 살아가는 우리에게 찾아온 또 하나의 불청객인 셈이다.

소음성 난청은 주로 85데시벨(dB) 이상의 시끄러운 소리를 계속 듣게 될 때 생긴다. 난청이 생기면 보통 고주파수의 소리부터 잘 안 들리고, 점차 중·저주파수 소리까지 듣기 힘들어진다. 초기에는 시끄러운 곳에서 상대방이 말하는 내용을 이해하기 어렵지만 심해지면 일상적인 대화도 점점 어려워진다.

만약 친구들의 말을 자주 놓치거나 잘못 이해하고 되묻거나, 음악 소리를 평소보다 크게 들으려 한다면 청력에 문제가 있는 것은 아닌지 의심해 봐야 한다. 어릴 때 난청이 생기면 학교에서 수업 내용을 이해하지 못해 성적이 떨어지거나 언어발달이 지연되기도 한다.

눈이 나쁘면 안경을 쓰듯이 청력이 떨어졌다면 치료를 받아야 한다. 필요하다면 보청기를 착용할 수도 있다. 치료보다 중요한 것은 예방이다. 난청이 생기면 되돌리기 어렵기 때문이다. 이어폰 사용 시간을 하루 1시간 이내로 줄이고 음량은 전체의 60% 이하로 유지하는 것이 좋다.

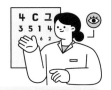

난청

귀가 소리를 듣고 이해하는 능력이 떨어진 상태를 말한다.

청력

들을 수 있는 힘. 귀는 소리를 감지해 뇌로 전달해서 소리를 알 수 있게 한다.

소음성 난청

너무 큰 소리에 오래 노출되어 소리를 잘 듣지 못하는 것이다.

주파수

소리의 높낮이를 결정하는 요소. 소리가 얼마나 높은지 낮은지를 나타낸다. 높은 주파수의 소리는 높은 음으로, 낮은 주파수의 소리는 낮은 음으로 느껴진다.

데시벨(dB)

소리의 크기를 표현할 때 사용하는 단위이다.

단어 꿀꺽!

"우리 할아버지는 귀가 잘 안 들려서 □□□를 끼셨어."

"이어폰 사용을 많이 하는 청소년에게서는 □□□ 난청이 많이 발생해."

"소리가 얼마나 크고 작은지를 표현할 때 사용하는 단위는 □□□이야."

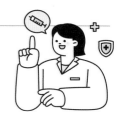

Q 대화할 때의 소리 크기는 얼마나 될까?

A 소리의 크기를 표현할 때 사용하는 단위는 '데시벨'이다. 소리의 강도가 10배 증가할 때마다 데시벨 값은 10씩 증가한다. 따라서 60데시벨은 50데시벨보다 10배 더 큰 소리다.

사람들끼리 이야기하는 대화는 60데시벨 정도 된다. 작은 소리로 속삭이거나 조용한 방의 소리는 20~30데시벨이고, 버스나 자동차가 달리는 도로에서 들리는 교통 소음은 70~85데시벨, 콘서트장이나 야구장 등에서 나는 큰소리는 100데시벨 이상이다.

Q 소음성 난청이 생기는 이유는 무엇일까?

A 큰소리를 오랫동안 계속 들으면, 청각을 담당하는 귀의 세포인 '유모세포'가 손상된다. 소리를 뇌로 전달하는 유모세포가 손상되면 소리가 뇌로 잘 전달되지 않아 잘 들리지 않는 것이다. 한 번 손상된 유모세포는 다시 회복되지 않는다. 시간이 지나면서 더 많은 세포가 손상되면 듣는 능력은 점점 더 나빠진다.

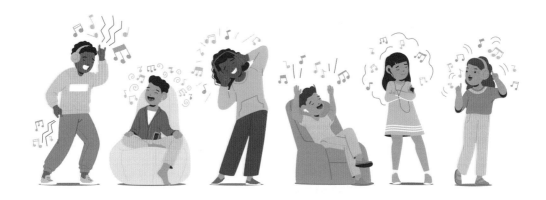

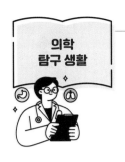

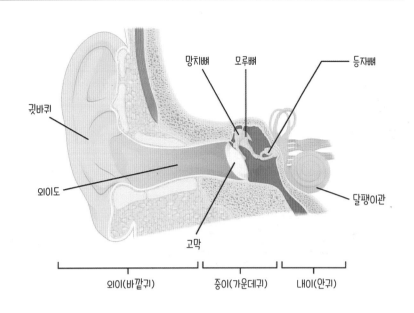

망치뼈　모루뼈　등자뼈

귓바퀴

외이도

달팽이관

고막

외이(바깥귀)　중이(가운데귀)　내이(안귀)

소리를 듣는 원리

소리를 듣는 데 중요한 부위인 귀는 외이(바깥귀), 중이(가운데귀) 그리고 내이(안귀)의 세 부분으로 나뉜다.

외이는 귓바퀴와 외이도(바깥귀길)를 포함한다. 귀의 맨 바깥 부분인 귓바퀴는 소리를 모아 귀 안으로 보내고, 그 소리는 외이도로 들어간다.

중이에는 고막과 이소골(청소골)이 있다. 고막은 소리를 받아 진동으로 바꾸는 얇은 막이다. 진동은 세 개의 작은 뼈(망치뼈, 모루뼈, 등자뼈)에서 증폭되어 내이로 들어가게 된다.

내이에서는 달팽이관과 청신경을 만날 수 있다. 달팽이처럼 생긴 달팽이관은 소리의 진동을 전기 신호로 바꾸는 역할을 한다. 그 신호가 청신경을 타고 뇌로 전달되면 우리는 소리를 인식하게 된다.

녹음한 목소리가 다른 이유

자기 목소리를 녹음해서 들어보면 평소에 듣던 목소리와 다르다는 걸 느낄 수 있다. 그 이유는 우리가 목소리를 공기 전도와 뼈전도, 두 가지 방식으로 듣기 때문이다.

공기 전도는 주변 공기를 통해 외부로 전달되는 소리를 듣는 것이고 뼈전도는 머리뼈를 통해 귀로 직접 전달되는 소리를 말한다.

뼈전도를 통해 듣는 소리는 저주파 소리가 더 많아서 자기 목소리가 더 낮고 풍부하게 들린다. 반면에 녹음으로 듣는 소리는 공기를 통해 귀에 전달된 소리만을 들을 수 있고 저주파보다 고주파 성분이 더 많다. 따라서 목소리가 더 가늘고 높게 들린다.

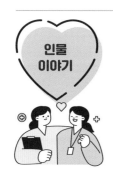

알렉산더 그레이엄 벨

Alexander Graham Bell

1847~1922

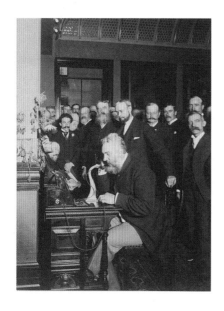

최초의 실용적인 전화기를 발명한 것으로 널리 알려진 벨은 미국의 과학자이자 발명가이다. 전화기 역할을 하는 최초의 기계는 이탈리아의 안토니오 메우치(Antonio Meuci)가 벨보다 21년 먼저 발명한 것으로 전해진다.

1847년 스코틀랜드 에든버러에서 태어난 벨은 어릴 때부터 소리와 언어에 관심이 많았다. 어머니가 난청이 심했고 아버지가 청각장애인들에게 웅변을 가르쳤기 때문이다. 런던에서 발음에 관한 공부를 한 벨은 대학을 졸업하고 발성법 교사로 일했다. 그 후 교육자인 아버지를 도와 청각 장애인의 발음을 교정하는 일을 하다가 미국 보스턴으로 건너가 청각 장애인 학교를 세웠고 보스턴 대학교의 발성학 교수가 되었다.

벨은 1876년 전화기를 발명해 먼 곳의 사람들이 서로 소통할 수 있도록 만들었으며, 산업과 경제 분야에서 큰 변화를 가져왔다. 벨은 1876년 자신의 소리 전송 방법에 특허를 내 큰 돈을 벌었고 장애인 지원 기관 등을 설립했다.

그는 전화기 외에도 금속 탐지기, 수중 탐사 장비, 항공기 관련 연구 등 여러 가지 발명과 연구를 했다. 벨의 연구는 현대 통신 기술 발전의 기초가 되었다.

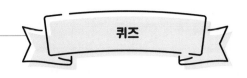

1 소리를 감지하는 감각을 무엇이라고 부를까?

☐ ☐

2 소리의 크기를 표현할 때 사용하는 단위는 무엇일까?

☐ ☐ ☐

3 소리의 높낮이를 결정하는 요소로, 소리가 얼마나 높은지 낮은지를 나타내는 것은 무엇일까?

① 주파수   ② 진동
③ 파동   ④ 고도

4 큰 소리에 오래 노출되었을 때 손상되기 쉬운 귀의 세포는 무엇일까?

① 지지 세포   ② 신경세포
③ 이석 세포   ④ 유모세포

5 1876년에 최초의 실용적인 전화기를 발명한 과학자는 누구일까?

① 알렉산더 플레밍   ② 알렉산더 그레이엄 벨
③ 토머스 에디슨   ④ 에드먼드 핼리

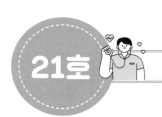

여름철의 치아 관리법

아이스크림과 청량음료는 치아의 적

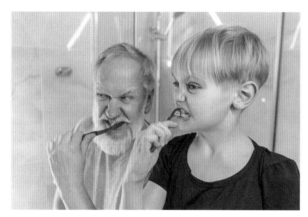

칫솔질은 최소 하루 2번, 2분 이상

6살 즈음 첫 영구치가 나온다. 보건복지부에서는 영구치를 잘 관리해서 평생 건강하게 잘 사용하자는 의미를 담아 매년 6월 9일을 '구강보건의 날'로 정해 기념하고 있다.

무더운 여름철이 다가오면 시원한 아이스크림과 청량음료 생각이 간절해진다. 하지만 입안의 달콤함과 목을 타고 넘어가는 청량감은 치아에 충치라는 반갑지 않은 선물을 안길 가능성이 크다.

통계에 의하면, 실제로 아이스크림이나 음료수를 많이 찾는 여름철에 충치 환자가 가장 많다. 여름인 6~8월에 충치 치료를 받는 환자의 수는 다른 달 평균보다 약 13%나 높기 때문이다.

입안에 사는 다양한 세균은 당분을 먹이로 삼아 자라고 번식한다. 세균은 당분을 분해하면서 산을 만드는데, 이 산이 치아 표면을 덮고 있는 에나멜질을 녹여 치아를 약하게 만들어 충치를 일으킨다.

에나멜질은 인체에서 가장 단단한 물질이지만, 일단 손상되면 다시 만들어지지 않는다. 따라서 치아에 구멍이 생기면 치과에서 치료를 받아야 한다. 어린이의 충치는 성인보다 더 빠르게 진행되므로 신속하고 적절한 치료가 중요하다.

또한 당분과 산 성분이 많은 음식을 먹은 후 바로 양치질을 하는 것은 치아 건강에 오히려 해롭다. 에나멜질이 약해진 상태에서 양치질을 하면 에나멜질이 더 손상될 수 있기 때문이다. 따라서 15~30분이 지난 후에 양치질하는 것이 좋다.

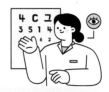

치아

이(이빨)의 한자어. 음식을 씹고 부수는 데 사용되는 입안의 단단한 구조물이다.

영구치

유치(젖니)가 빠진 자리에 새로 나는 치아. 성인이 될 때까지 자라며 이후에는 새로 나지 않는다. 영구치는 6살부터 나기 시작해 12~13살이면 전부 나온다.

산

레몬이나 식초처럼 신맛을 내는 성분이다.

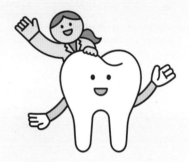

충치

치아의 단단한 표면이 손상되어 구멍이 생긴 상태를 말한다.

에나멜질

치아의 가장 바깥쪽을 덮고 있는 단단한 보호층이다.

당분

우리 몸에 에너지를 공급하는 중요한 영양소. 우리가 흔히 먹는 설탕과 같이 단맛을 내는 것을 말한다.

단어 꿀꺽!

 "이가 아파서 치과에 갔더니, 충치가 2개나 있대."

 "여름 내내 아이스크림을 먹더니, 충치가 생겼구나? 충치는 입속 세균이 만든 산이 치아 표면을 덮고 있는 □□□□을 녹여서 만든대."

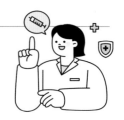

Q ▶ 치아 건강에 좋은 음식은 무엇이 있을까?

A 당분이 많은 사탕, 초콜릿, 케이크 그리고 탄산음료나 주스처럼 산 성분이 많은 음식은 치아 건강에 해롭다. 치아 건강에 좋은 음식은 치즈와 유제품, 채소와 과일, 물, 녹차, 견과류 등이다.

칼슘과 인이 풍부한 치즈와 유제품은 치아의 에나멜질을 강하게 하고 입안의 산성도를 낮춘다. 비타민과 미네랄이 풍부해 잇몸 건강에도 좋은 채소와 과일은 씹을 때 자연적으로 치아를 닦아 주는 효과가 있다.

또 물을 자주 마시면 입안을 깨끗하게 하는 데 도움이 되고, 침 분비도 촉진되어 치아 보호 효과가 있다. 녹차의 '폴리페놀' 성분은 입안 세균 성장을 억제하고 입냄새를 줄이는 데 도움이 된다. 칼슘과 단백질이 풍부한 견과류(호두나 아몬드 등)도 치아 건강에 좋다.

Q ▶ 치아 건강을 지키는 올바른 칫솔질 방법은 무엇일까?

A 대한치과의사협회가 권장하는 올바른 칫솔질 방법은 다음과 같다.

최소 하루에 두 번 아침과 저녁, 최소 2분 이상 꼼꼼하게 칫솔질한다. 특히 자기 전의 칫솔질이 가장 중요하다. 하지만 횟수나 시간보다 중요한 것은 방법이다.

부드러운 솔이 있는 칫솔을 사용해 잇몸과 치아의 부담을 줄여야 한다. 칫솔은 45도 각도로 기울여 치아와 잇몸 사이에 놓아야 플라그(세균, 음식, 침 등이 결합해 만들어진 치아 표면의 얇고 끈적한 막, '치태'라고도 함)와 음식물 찌꺼기를 효과적으로 제거할 수 있다. 칫솔은 너무 세게 문지르지 말고, 짧고 부드러운 회전 운동으로 닦는다.

그리고 혀를 닦는 것도 잊지 말아야 한다. 혀의 표면을 부드럽게 닦으면 입냄새를 일으키는 세균을 없앨 수 있다.

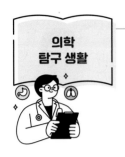

치아의 종류

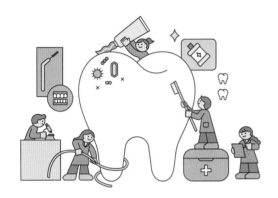

사람의 치아는 기능에 따라 앞니, 송곳니, 어금니 세 가지로 나뉜다. 어린이의 유치는 총 20개이고, 성인의 영구치는 총 32개이다.

웃을 때 가장 먼저 보이는 앞니는 위아래 각각 4개씩 있다. 날카롭고 평평하게 생긴 앞니는 음식을 자르거나 베는 역할을 한다.

뾰족한 모양의 송곳니는 음식물을 찢거나 물어뜯는 데 사용한다. 위아래 2개씩 총 4개가 있다.

어금니는 작은 어금니와 큰 어금니 두 가지가 있다. 송곳니 바로 뒤에 있는 작은 어금니는 음식물을 으깨고 갈아 부수는 역할을 한다. 뒤쪽에 있는 넓고 평평한 표면을 가진 큰 어금니는 음식을 잘게 부수고 가는 역할을 한다. 작은 어금니는 위아래 4개씩 총 8개, 그리고 큰 어금니는 위아래 각각 6개씩 총 12개가 있다. 이중 맨 뒤쪽의 어금니는 '사랑니'라고 부른다.

치아의 구조

입안의 위턱과 아래턱에 박혀 있는 단단한 기관인 치아는 에나멜질, 상아질, 치수 등으로 구성된다.

치아의 가장 바깥에 있는 에나멜질은 몸에서 가장 단단한 물질이다. 에나멜질에는 신경이 없어서 이곳에 생긴 충치는 아프지 않다.

에나멜질의 바로 아래에는 훨씬 더 두꺼운 층인 상아질이 있다. 에나멜질보다는 덜 단단하지만, 여전히 단단한 상아질은 재생이 가능하다. 충치가 상아질까지 침범하면 치통이 시작된다.

치아의 가장 안쪽에는 신경과 혈관으로 이루어진 살로 된 '치수'가 있다. 이곳의 혈관을 통해 치아에 영양분을 공급한다. 그리고 치수의 신경이 자극을 받으면 치아가 시리고, 매우 아프다.

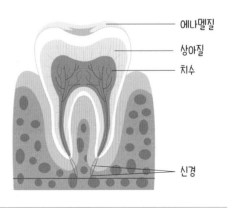

에나멜질
상아질
치수
신경

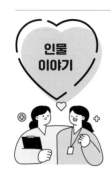
프레더릭 맥케이

Frederick McKay

1874~1959

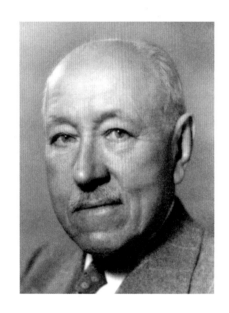

치아 건강과 불소의 관계를 밝혀낸 맥케이는 20세기 초에 활동했던 미국의 치과의사이다.

1874년 미국 뉴욕에서 태어난 맥케이는 치의학에 관심을 두고 공부해 치과의사가 되었다. 콜로라도 스프링스에서 치과 진료를 시작한 그는 그 지역 주민들의 치아에 갈색 얼룩이 있지만, 충치 발생률은 매우 낮다는 사실을 발견했다.

맥케이는 치아의 얼룩이 물 속의 불소 농도와 관련이 있을 것으로 생각했다. 그는 다른 여러 학자와의 공동 연구를 통해 수돗물에 불소를 첨가하면 충치를 예방할 수 있다는 것을 입증했다.

맥케이의 발견은 1944년 미국 미시간주 그랜드래피즈를 시작으로 수돗물에 불소를 넣는 정책의 기초가 되었다. 그랜드래피즈의 약 3만 명의 학생들을 15년 동안 추적관찰한 결과 충치율은 60% 이상 감소했다. 이 정책은 미국뿐아니라 전 세계적으로 충치 발생을 줄이는 효과를 가져왔다. 사람들이 건강한 치아를 유지하는 데 크게 공헌한 맥케이는 치아 건강 연구의 선구자로 평가받고 있다.

참고로 우리나라에서는 1980년대 수돗물에 불소를 추가하는 작업이 시작되었으나, 불소에 유해성이 있을 수 있다는 논란 때문에 최근에는 진행하지 않고 있다.

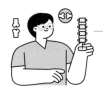

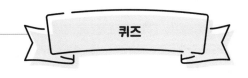

1 첫 영구치가 나오는 나이는 몇 살일까?

① 3살 전후   ② 4살 전후

③ 6살 전후   ④ 9살 전후

2 미국의 치과의사 프레더릭 맥케이가 발견한 충치 예방에 도움이 되는 물질은 무엇일까?

☐☐

3 치아의 가장 바깥층으로 치아를 보호하는 단단한 것은 무엇일까?

① 에나멜질   ② 상아질

③ 치수   ④ 치근막

4 치아 건강에 좋은 음식이 아닌 것은 무엇일까?

① 아몬드   ② 초콜릿

③ 채소   ④ 유제품

5 다음 중 맞는 내용에는 ○표, 틀린 내용에는 ×표를 해보자.

① 여름철에는 충치 치료를 받는 환자의 수가 늘어난다. (   )

② 에나멜질은 손상되더라도 계속해서 재생된다. (   )

③ 당분과 산 성분이 많은 음식을 먹은 후에는 즉시 칫솔질을 하는 것이 좋다. (   )

④ 송곳니는 사랑니라고도 한다. (   )

똑똑 의학 신문

월

일

22호

매일 운동하면 일어나는 몸의 변화

신체와 두뇌 성장을 촉진하는 신체 활동

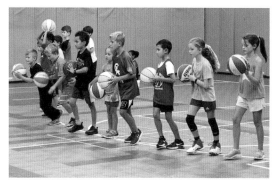

건강에 도움되고 집중력이 높아지는 아침 운동

규칙적인 신체 활동은 우리의 건강에 많은 도움이 된다. 특히 청소년기 신체 활동 효과는 우리가 기대한 것보다 훨씬 더 크다.

연구에 의하면, 청소년기 운동의 효과는 신체와 두뇌 성장을 촉진하고, 의사소통 능력을 길러 주며, 공동체 의식과 집단의식을 키워 주고, 심리적 안정감을 주며, 수면의 질이 향상되고 학업 성취도를 높이는 등, 이루 말할 수 없이 많다. 또한 체중 관리에도 도움이 되어 비만의 예방에도 효과적이다.

하지만 안타깝게도 우리나라 청소년의 운동 부족 비율은 다른 나라에 비해 매우 높다. 세계보건기구가 전 세계 146개국 11~17살 남녀 학생의 신체 활동량 통계를 분석한 결과에 의하면, 우리나라 청소년은 세계 146개국 중 최하위권이다. 특히 여학생의 운동 부족 비율은 97.2%로 세계에서 가장 높았다.

학생들의 신체 활동량을 늘릴 방안을 고민하던 부산교육청에서는 2023년 3월부터 '아침 체인지(體仁智)' 프로젝트를 시작했다. '아침 체인지'는 수업 전 아침 시간에 20분 이상 배드민턴, 줄넘기, 걷기 등 신체 활동을 하는 자율 체육 시간이다.

아침 운동을 한 학생들의 만족도는 매우 높았다. 건강한 아침 루틴이 생긴 것을 반긴 학생들은 친구들과 교류할 기회가 많아지고, 건강과 체력이 더 좋아지고, 공부에 집중도 잘된다고 답했다.

선생님들은 학생들과 신체 활동을 함께하며 한층 가까워졌다고 밝혔다. 또 긍정적인 학습 분위기를 만들고 학교폭력 예방에도 도움이 되리라 기대했다. 하루 20분 운동이 가져온 놀라운 변화였다.

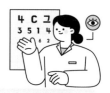

신체 활동

우리 몸을 움직이는 모든 종류의 행동. 운동, 놀이, 걷기, 달리기, 집안일 하기, 춤추기 등 에너지를 소비하는 몸의 모든 움직임이다.

의사소통 능력

다른 사람과 정보를 주고받을 수 있는 능력을 말한다.

공동체 의식

자신이 속한 집단이나 사회와의 연결감과 소속감을 느끼는 것이다.

집단의식

사람들이 특정한 그룹이나 집단의 한 사람으로 가지는 생각, 감정, 태도 등을 뜻한다.

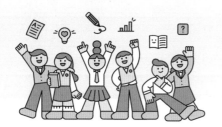

루틴

이닦기, 학교 가기처럼 매일 반복적으로 하는 일상적인 활동이나 습관을 말한다.

단어 꿀꺽!

 "규칙적인 신체 활동은 다른 사람과 정보를 주고받는 □□□□ 능력을 키우는 데 도움이 돼."

 "사람들이 서로 연결되어 있고, 함께 속해 있는 느낌이 드는 것을 □□□ 의식이라고 해."

 "맞아. 나도 반 대항으로 축구 시합을 하면서 친구들과 더 친해진 느낌이 들어."

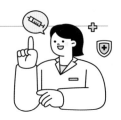

Q 운동은 어떻게 청소년 건강에 도움을 줄까?

A '건강한 신체에 건강한 정신이 깃든다'라는 격언처럼 운동은 청소년의 신체적·정신적 건강에 큰 도움을 준다.

우선, 근육과 뼈를 강화해 신체의 성장과 발달을 돕는다. 심장을 튼튼하게 하고, 혈액 순환을 개선하는 효과도 있다. 또 체중을 적절한 수준으로 유지하는 데 도움을 준다.

이 외에도 운동은 스트레스를 줄이고 자신감을 높여 정신 건강에도 긍정적인 효과를 보인다. 꾸준한 운동으로 체력이 좋아지면 자신에 대한 긍정적인 인식이 높아진다. 또 목표를 달성하는 과정에서 자신감과 자기 존중감을 키울 수 있다. 특히 팀 스포츠는 청소년의 협동심과 사회성을 길러 주는 데 좋다.

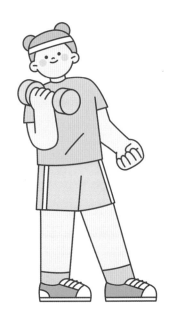

Q 운동을 하면 수업 집중력과 학업 능력이 향상되는 이유는 뭘까?

A 연구에 의하면, 규칙적으로 운동하는 청소년들은 그렇지 않은 청소년들에 비해 수업 집중력과 학업 성취도가 높다. 그 이유는 운동을 꾸준히 하면 심폐지구력이 향상되면서 뇌로 가는 혈류가 증가하기 때문이다. 뇌세포에 공급되는 영양분과 산소의 양이 많아지니 집중력과 문제 해결 능력이 올라간다.

신체 활동은 스트레스와 불안을 줄여 집중력을 높여 준다. 꾸준한 운동 덕분에 스트레스 호르몬인 코르티솔의 분비는 낮아지고, 기분을 좋게 하는 호르몬인 엔도르핀의 분비는 높아진다.

운동은 기억력을 좋게 하는 효과도 있다. 신체 활동을 꾸준히 하면 해마의 뇌세포가 늘어나기 때문이다.

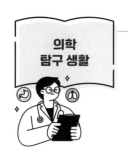

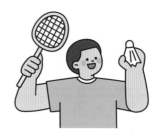

청소년 건강에 도움이 되는 운동

걷기, 달리기, 자전거 타기, 수영, 농구, 축구 같은 운동은 산소를 사용해 에너지를 만드는 '유산소 운동'이다. 유산소 운동은 주로 심장과 폐의 기능을 강화하는 데 효과적이다. 일주일에 최소 3회 이상, 하루 60분 정도가 적당하다.

팔굽혀펴기, 턱걸이, 저항 밴드 운동, 역기 들기 등의 '근력 운동'은 근육의 힘과 크기를 증가시킨다. 체력과 지구력 향상에 좋으며 뼈의 밀도를 높이는 데도 효과적이다. 일주일에 2~3회 정도가 좋다.

스트레칭, 요가, 필라테스 등의 '유연성 운동'은 근육을 부드럽게 하고 관절의 건강을 지키는 데 도움이 된다. 부상 예방에도 도움이 되므로 운동 후 정리 운동으로 포함하면 된다.

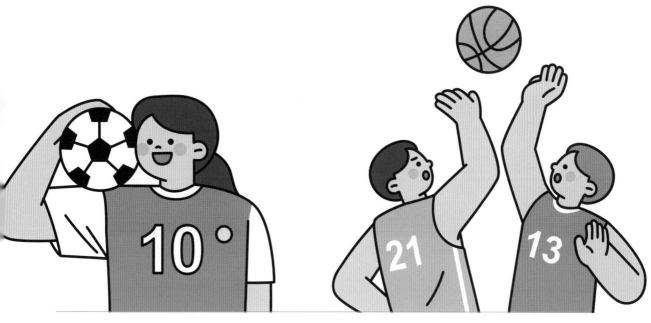

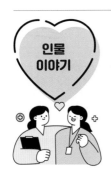

잭 라랜

Jack LaLanne

1914~2011

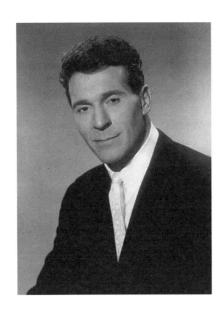

'현대 운동의 아버지'로 불리는 라랜은 운동을 통한 건강한 삶의 중요성을 사람들에게 널리 알린 인물이다.

1914년 미국 캘리포니아에서 태어난 라랜은 15살 무렵까지는 건강이 좋지 않았다고 한다. 그의 식습관은 '설탕 중독자'이자 '정크푸드 중독자'라고 표현될 정도였다. 그러다 보니 늘 두통과 폭식증에 시달렸고 고등학교를 중퇴하기도 했다. 하지만 그는 15살에 우연히 건강과 영양에 대한 강연을 듣고 난 뒤 영양과 운동의 중요성을 깨닫게 되었다.

생활방식을 완전히 바꾼 라랜은 건강한 식습관과 운동으로 체력을 길렀다. 그는 1936년 캘리포니아에 미국 최초의 헬스클럽을 열어 체계적인 운동 방법을 사람들에게 소개했다. 또 1950년대부터 1970년대까지 TV 프로그램을 통해 운동의 중요성을 널리 알리고, 집에서 사람들이 쉽게 따라 할 수 있는 운동을 소개했다.

라랜은 운동이 단지 몸의 건강을 넘어 정신 건강에도 중요하다는 사실을 강조했다. 운동으로 건강하게 96세까지 장수한 그는 2011년 세상을 떠났다.

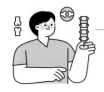

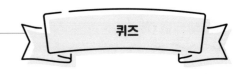

1 운동의 좋은 점이 아닌 것은?

① 집중력 향상   ② 피로감 향상

③ 불안감 해소   ④ 뼈와 근육 강화

2 학생들의 신체 활동량을 늘리기 위해 부산교육청에 시작한 프로젝트는 무엇일까?

① 아침 체인지   ② 아침 깨우기

③ 아침 먹기   ④ 아침 움직이기

3 꾸준한 운동으로 증가하는 기분을 좋게 하는 호르몬은 무엇일까?

① 코르티솔   ② 엔도르핀

③ 멜라토닌   ④ 아드레날린

4 산소를 사용해 에너지를 만드는 유산소 운동은 다음 중 무엇일까?

① 팔굽혀펴기   ② 역기 들기

③ 달리기   ④ 스쿼트

5 근육을 부드럽게 하고 관절의 건강에 도움이 되는 운동으로, 부상 예방에도 효과적인 것은 무엇일까?

① 스트레칭   ② 턱걸이

③ 수영   ④ 달리기

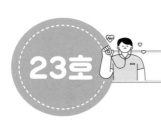
가야 시대 소녀 송현이

뼈가 알려 주는 비밀

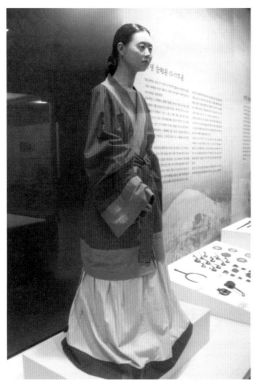

가야 소녀 송현이를 복원한 모습

서울특별시 송파구 방이동에 있는 한성백제박물관은 '서울에 온 고대 소녀, 송현이' 전시회를 개최했다. 이 전시는 2007년 12월 경상남도 창녕군 창녕읍 송현동 고분군을 조사하면서 발굴된 5~6세기 가야 시대 소녀의 뼈에 관한 연구 성과를 바탕으로, 과거에 살았던 사람들의 삶과 모습을 살펴보기 위해 기획되었다. 가야는 삼국시대 한반도 남부 지역에 자리잡았던 작은 나라다.

이번 전시에서는 국립가야문화재연구소의 도움으로 송현이의 유골 4점과 살았을 때 모습으로 복원한 모형, 그리고 무덤에서 발굴한 귀걸이가 관람객들에게 선보였다.

국립가야문화재연구소의 발표에 따르면, 이 무덤에는 5명이 한꺼번에 묻혀 있었다. 무덤의 주인으로 보이는 신분이 높은 사람은 머리를 남쪽으로 향하고 있었고 나머지 4명은 주인이

죽을 때 함께 묻혔던 순장자들로 밝혀졌다. 이중 한 명의 뼈가 머리부터 발끝까지 온전하게 보존되어 있었는데 과학자들은 DNA 추출, 법의학적 분석, 인체 복원, 동위원소 분석 등 첨단 기법을 이용해 뼈를 정밀 분석했다.

뼈의 주인은 420~560년에 살았던 10대 후반(16살 정도)의 여성으로 키는 약 155cm인 것으로 밝혀졌다. 소녀의 신분은 주인의 시중을 들던 시녀나 후궁 혹은 궁녀로 추정됐다. 연구팀은 이 뼈의 주인공을 고분의 이름을 따 '송현이'라고 부르기로 했다.

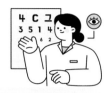

법의학적 분석

뼈나 머리카락, 혈액 등을 분석해 신원을 파악하거나 사망 원인을 밝히는 것으로 법적 문제 해결에 도움을 주는 방법이다. 지문 분석, DNA 분석, 발자국 분석, 독극물 분석 등이 있다.

순장

왕이나 귀족 등이 죽어 매장할 때 그 사람을 모시던 시녀나 궁녀 등을 죽여 함께 묻는 풍습을 말한다.

동위원소 분석

어떤 물질 속에 있는 특별한 원자(동위원소)의 비율을 측정해 그 물질이 어디에서 왔는지, 얼마나 오래되었는지를 알아내는 방법. 예를 들어 오래된 뼈에 들어 있는 탄소 원자는 무게가 조금 다른 것들이 섞여 있는데, 이 비율을 분석하면 그 뼈가 얼마나 오래되었는지를 계산할 수 있다.

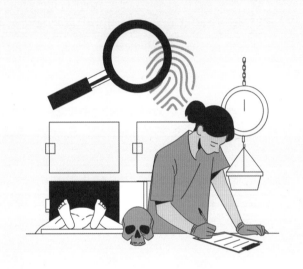

단어 꿀꺽!

 "아주 옛날에는 왕이나 귀족이 죽으면 시중을 들던 사람을 같이 ☐☐ 했다고 해."

 "이 물건은 얼마나 오래 된 걸까?"

"그럴 땐 ☐☐☐☐ 분석을 해 보면 알 수 있어!"

 "사망 원인을 알기 위해 뼈나 머리카락, 피를 분석하는 방법을 ☐☐☐ 적 분석이라고 해."

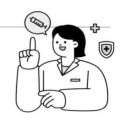

궁금 해결사

Q 송현이가 순장 당한 여자였다는 것을 어떻게 알았을까?

A 뼈를 분석하면 알 수 있다. 먼저 여자였다는 것은 골반의 형태를 보면 알 수 있다. 여자는 남자보다 골반이 더 평평하고 넓다. 또 여자의 골반은 아기를 낳기 쉽게 중앙의 구멍이 남자의 골반보다 더 크고 둥글다. 송현이는 출산 경험이 없는 여자의 골반 모양을 하고 있었다.

Q 송현이의 나이는 어떻게 알았을까?

A 나이는 뼈의 성장판을 보면 알 수 있다. 송현이의 다리뼈 성장판은 아직 닫히지 않은 흔적이 있었고 치아 분석에서는 아직 나지 않은 사랑니도 있었다. 전체적인 것을 종합할 때 송현이의 나이는 사망 당시 16살 정도였을 것이다.

Q 송현이가 주인이 죽을 때 같이 묻힌 시녀였다는 것은 어떻게 알았을까?

A 연구팀은 송현이의 다리뼈 상태를 보고 주인의 시중을 들었던 시녀일 것으로 추정했다. 송현이는 나이에 비해 정강뼈와 양쪽 종아리뼈의 변형이 심했다. 이것은 심한 운동을 반복할 때 나타난다. 즉 무릎을 반복해서 자주 꿇는 사람이었다는 것을 말해 준다.

　송현이의 키는 넓적다리뼈의 길이로 알 수 있다. 넓적다리뼈는 사람 키의 1/4 정도되기 때문에 넓적다리뼈의 길이에 4를 곱하면 된다.

144

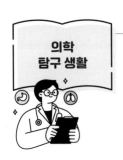
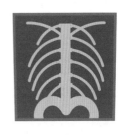

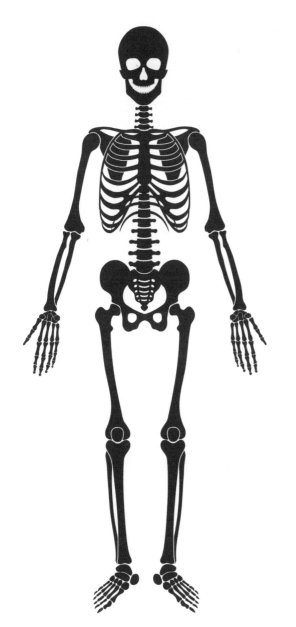

뼈의 다양한 역할

뼈는 건물의 철근처럼 우리 몸 전체를 떠받쳐서 지탱하는 역할을 한다. 우리가 서고, 앉고, 움직일 수 있는 건 모두 뼈 덕분이다. 그 외에도 뼈는 여러 가지 중요한 역할을 한다.

첫째, 뼈는 중요한 내부 장기들을 보호한다. 머리뼈는 뇌를, 갈비뼈는 심장과 폐를 보호한다.

둘째, 뼈는 근육이 붙을 수 있는 장소를 제공해 팔이나 다리 등을 움직일 수 있게 도와준다.

셋째, 뼈 안에 들어 있는 골수에서는 적혈구, 백혈구, 혈소판 같은 혈액 세포를 만든다.

넷째, 뼈는 칼슘과 같은 중요한 미네랄을 저장하고 필요할 때 몸에 공급하는 역할도 한다.

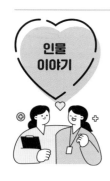

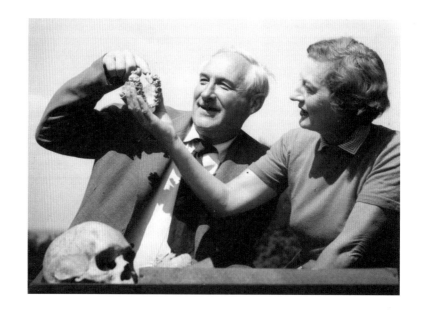

리처드
리키

Richard
Leakey

1944~2022

리처드 리키는 케냐 출신의 고인류학자이자 환경보호론자이다. 고인류학이란 오래된 뼈, 도구, 유적 등을 조사해 과거에 살았던 조상들이 어떻게 생겼고, 어떻게 살았는지를 알아보는 학문이다.

리키는 오래된 인간의 화석을 발견하고 연구해 인류의 기원과 진화 과정을 밝히는 데 크게 이바지했다. 그가 1984년 케냐의 투르카나 호수 근처에서 발견한 '투르카나 소년' 화석은 약 160만 년 전의 것으로 추정되는데, 현생 인류 호모 사피엔스의 조상으로 여겨지는 호모 에렉투스로 분류된다. 화석은 옛날에 살았던 생물의 흔적이 땅속에 남아 있는 것을 말한다.

리키 가문은 3대째 고인류학자의 길을 걸어온 것으로도 유명하다. 아버지 루이스 리키와 어머니 메리 리키도 유명한 고고학자였다. 그의 아내 미브 리키 그리고 딸 루이즈 리키 역시 고인류학자의 길을 걷고 있다.

리처드 리키는 케냐의 코끼리 보호에 앞장선 환경보호론자이기도 하다. 1989년 국가야생보호국 책임자로 임명된 그는 코끼리 상아 밀렵꾼에 맞서 싸우는 것을 주저하지 않았다. 1993년 경비행기 사고로 두 다리를 잃은 후에도 왕성한 활동을 계속했고 2022년 사망했다.

1 사람의 뼈 중 가장 긴 것은 무엇일까?

　① 넓적다리뼈　　　　　② 정강뼈

　③ 종아리뼈　　　　　　④ 팔뼈

2 다음 중 뼛속에서 만들어지는 것은 무엇일까?

　① 머리카락　　　　　　② 혈액 세포

　③ 척수　　　　　　　　④ 물

3 오래된 뼈, 도구, 유적 등을 조사해 과거에 살았던 조상들이 어떻게 생겼고, 어떻게
　살았는지를 알아보는 학문은 무엇일까?

　☐☐☐학

4 그 물질이 어디에서 왔는지와, 얼마나 오래되었는지를 알아내기 위해 사용하는 방법
　은 무엇일까?

　☐☐☐☐ 분석

5 뼈의 성장판을 보면 알 수 있는 것은 무엇일까?

　① 성별　　　　　　　　② 나이

　③ 키　　　　　　　　　④ 몸무게

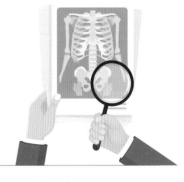

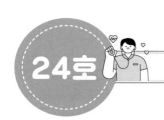

바이러스와의 전쟁은 언제 끝날까?

내성 없는 독감 치료제 개발 연구

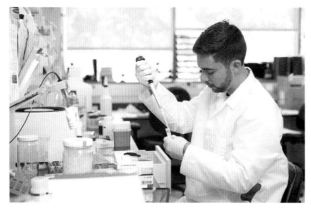

개발이 어려운 바이러스 치료제

2020년 전 세계를 휩쓸었던 코로나19는 우리에게 엄청난 혼란을 안겨 주었다. 세계보건기구는 1986년 홍콩 독감과 2009년 신종플루에 이어 세 번째로 코로나19를 전 세계적인 대유행, 즉 팬데믹으로 선언할 정도였다.

역사를 거슬러 올라가면 바이러스에 의한 팬데믹의 사례를 쉽게 찾을 수 있다. 16세기 잉카 제국을 멸망시켰던 천연두, 제1차 세계대전의 전사자보다 더 많은 사망자를 낳았던 1918년의 스페인 독감, 그리고 현대판 흑사병이라고 불릴 정도로 사람들에게 큰 공포를 안겼던 1981년의 에이즈 등 바이러스는 잊을 만하면 나타나 인간에게 끊임없이 고통을 안겨 주었다.

바이러스 **감염증** 치료제는 세균으로 인한 감염증에 사용하는 치료제보다 만들기가 어렵다. 바이러스는 세균과 달리 사람 세포와 구별되는 특징이 없기 때문이다. 치료의 표적으로 삼을 만한 대상이 마땅치 않은 셈이다. 게다가 바이러스는 종류도 워낙 많고 **돌연변이**가 잘 일어나서 조금씩 다른 **변종**이 매우 빠른 속도로 생긴다. 돌연변이가 일어난 변종 바이러스는 약물이 더 이상 듣지 않는 **내성**이 잘 생긴다. 기껏 치료제를 만들어도 내성이 생기면 소용이 없다. 따라서 바이러스 감염증 치료의 성공률을 높이려면 내성을 극복하는 것이 매우 중요하다.

최근 우리나라의 한 제약회사에서는 서울대학교 연구진과 손잡고 내성이 없는 새로운 독감 치료제 개발 연구에 착수했다고 발표해 많은 주목을 받았다. 이번 연구가 성공적으로 이루어지면 변이 바이러스에 의한 감염증의 치료에 중요한 변화가 있을 것으로 기대된다.

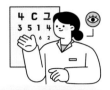

감염증

세균이나 바이러스가 몸에 들어와 질병을 일으킨 상태이다.

팬데믹

세계적 대유행이라고도 하며 전염병이 전 세계적으로 퍼지는 것을 말한다.

돌연변이

생물의 유전자나 DNA에 변화가 생기는 것. 자연스럽게 일어날 수도 있고, 방사선이나 화학 물질 등으로 생길 수도 있다.

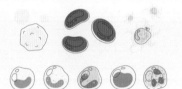

내성

처음에는 효과가 있었던 약물이 시간이 지나면서 효과가 줄어드는 현상이다.

변종

같은 종 안에서 돌연변이 등에 의해 나타나는 유전 정보의 변화를 말한다.

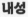

단어 꿀꺽!

"16세기 잉카 제국을 멸망시켰다고 알려진 □□□는 인류 역사에서 오래된 감염병 중 하나야."

"바이러스는 돌연변이가 잘 일어나서 조금씩 형태가 다른 □□이 매우 빠른 속도로 생겨."

"그래서 바이러스 치료제는 만들기가 어렵대."

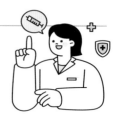

Q 바이러스는 왜 변종이 빨리 생기는 걸까?

A 일반적으로 바이러스는 세균보다 돌연변이가 잘 일어난다. 그래서 변종이 생기는 속도도 빠르다. 그 이유는 RNA를 유전물질로 가진 바이러스가 DNA 바이러스보다 많기 때문이다. DNA보다 불안정한 RNA는 복제 과정에서 오류가 더 자주 발생한다.

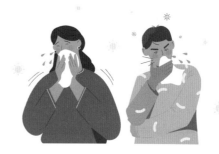

바이러스는 복제 속도도 매우 빠르다. 특히 RNA 바이러스는 짧은 시간에 많은 수를 복제하므로 변이가 생길 가능성이 더 크다. RNA 바이러스는 복제할 때 생긴 오류를 고치는 시스템도 부족해서 돌연변이가 잘 생긴다.

Q 항바이러스제에 내성이 생기는 원리는 뭘까?

A 항바이러스제가 새로 개발되면 처음에는 강력한 공격으로 많은 바이러스를 죽인다. 하지만 변신 능력이 매우 뛰어난 어떤 바이러스는 약물의 공격을 피할 수 있는 방법을 금방 찾아낸다.

마치 생존자처럼 살아남은 내성 바이러스들은 기존 약물이 잘 듣지 않는다. 이 바이러스는 빠르게 증식해 널리 퍼져 나간다. 과학자들은 내성이 생긴 바이러스를 이길 새로운 항바이러스제를 다시 개발해야 한다. 이 과정은 마치 바이러스와 항바이러스제 사이의 두뇌 게임처럼 보이기도 한다.

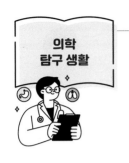

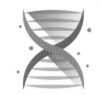

알아두면 좋은 바이러스 질환

감기와 독감은 가장 잘 알려진 바이러스 질환이다. 감기는 다양한 바이러스에 의해 일어나며 일반적으로 가벼운 증상을 보인다. 반면에 독감은 인플루엔자 바이러스에 의해 발생하고, 감기보다 심한 증상(고열, 기침, 근육통 등)이 나타난다.

그 외에 수두 바이러스에 의해 발생하고 가려운 발진과 물집이 생기는 수두, 홍역 바이러스에 의해 발생하고 발진과 고열을 보이는 홍역, 볼거리 바이러스에 의해 발생하고 침샘이 부풀어 오르는 볼거리, 어린이에게 설사와 탈수를 유발하는 로타 바이러스 감염증 등이 있다.

물론 신종 코로나 바이러스에 의해 발생하는 코로나 바이러스 감염증(코로나19)도 빼놓을 수 없다.

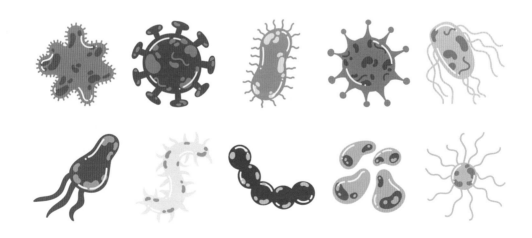

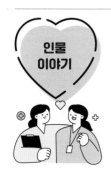

김정은

1943~

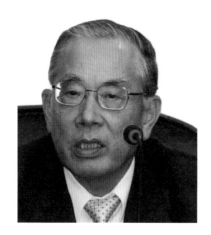

신종플루 치료제로 유명한 타미플루의 개발에 참여한 김정은 박사는 1943년 일본에서 태어난 한국인 화학자이다.

김정은은 일본 동경 대학 제약학과를 졸업한 후 미국 오레곤 대학교에서 유기화학을 전공해 박사 학위를 받았다. 그는 미국 제약회사 길리어드에서 타미플루의 성분인 '오셀타미비르'의 개발을 주도했다. 타미플루는 인플루엔자 바이러스의 증식을 억제해 독감의 증상을 완화하고 회복을 빠르게 하는 약물이다.

타미플루는 2009년 한 해 동안 우리 돈으로 약 2조 원이 넘는 매출을 기록하기도 했다. 타미플루 덕분에 신종플루는 1~2년이 지나면서 사라질 수 있었다.

수많은 외국 기업의 유혹을 뿌리치고 2012년에 우리나라로 돌아온 김정은은 현재 벤처 회사인 카이노스메드의 부사장으로 근무하며 부작용 없는 새로운 항암제를 개발하기 위한 연구를 진행 중이다.

그는 "우리나라의 신약 개발 능력은 세계 최고 수준이다."라고 말하며 최고의 능력을 갖춘 각 분야의 전문가들이 모여 한 방향으로 연구에 집중하는 것이 중요하다고 강조했다.

김정은은 고려대학교 화학과 석좌교수를 겸하면서 학생들에게 신약 개발에 대한 열정을 심어 주고 있다.

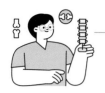

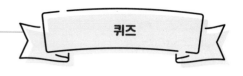

1 다음 중 바이러스가 유발하는 질환이 아닌 것은 무엇일까?

① 홍역 ② 감기

③ 독감 ④ 당뇨병

2 세계보건기구가 선포한 팬데믹의 사례에 해당하는 것은 무엇일까?

① 1918년 스페인 독감 ② 1981년 에이즈

③ 2009년 신종플루 ④ 2012년 메르스

3 독감 치료에 사용하는 항바이러스제는 무엇일까?

① 타미플루 ② 아스피린

③ 페니실린 ④ 아세트아미노펜

4 항바이러스제의 내성이 잘 나타나는 이유는 무엇일까?

① 바이러스의 빠른 증식 ② 변종 바이러스의 발생

③ 세균과의 경쟁 ④ 약물 작용의 자연 소실

5 다음 중 맞는 내용에는 ○표, 틀린 내용에는 ×표를 해보자.

① 바이러스 감염증 치료제는 세균 감염증보다 만들기 쉽다. (   )

② 바이러스 치료의 성공률을 높이려면 내성 문제를 극복하는 것이 중요하다. (   )

③ RNA 바이러스는 DNA 바이러스보다 안정적이라 돌연변이가 잘 일어나지 않는다.
    (   )

④ 인플루엔자 바이러스에 의해 발생하는 독감은 감기보다 증상이 심하다. (   )

스마트폰은 약일까? 독일까?

현명한 스마트폰 사용법

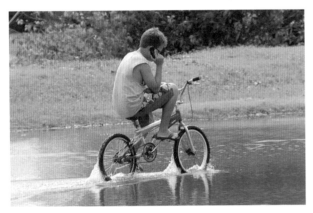

우리를 심심하지 않게 해 주는 스마트폰

요즘 아이들의 가장 친한 친구는 바로 스마트폰이 아닐까? 언제 어디서나 스마트폰만 있으면 심심할 틈이 없고 스마트폰만 있으면 무엇이든지 할 수 있는 시대가 되었다.

태어나자마자 스마트폰을 접한 알파 세대에게 스마트폰이 없는 세상이란 상상하기조차 힘들다. '스마트폰을 부수는 건 나를 부수는 것'이라고 생각할 정도로 스마트폰은 이미 기계가 아닌 '자신'이나 마찬가지가 되었다.

스마트폰은 우리의 일상 생활을 편리하고 효율적으로 만들어 준다. 또 적당한 스마트폰 사용은 청소년의 스트레스를 줄여 준다는 연구 결과도 있다. 하지만 국내 연구에서는 스마트폰 의존도가 높아지면 우울증을 겪거나 극단적인 선택을 생각하는 비율이 높아지는 것으로 나타났다.

스마트폰을 하루 4시간 이상 사용하는 청소년과 4시간 이하로 사용하는 청소년을 비교한 연구 결과를 보면, 4시간 이상 사용한 그룹이 우울증, 스트레스, 담배·술, 극단적 선택에 충동을 느낀다고 답한 비율이 높았다.

연구진은 이번 결과가 '스마트폰 사용이 건강에 악영향을 끼친다'라는 결론을 내기에는 부족하지만, 긴 시간 동안 스마트폰을 사용하면 청소년의 정신 건강에 좋지 않은 영향을 미칠 수 있음을 보여 준다고 밝혔다.

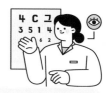

알파 세대

2010년 이후 출생한 사람들을 가리키는 용어. Z 세대(1995년부터 2009년까지 태어난 사람들) 다음 세대이다.

스마트폰

전화, 문자, 인터넷 검색, 앱 사용, 사진 촬영 등 다양한 기능을 제공하는 휴대용 전자 기기이다.

우울증

식욕이 없고 피로하며 절망감이 들거나 흥미, 즐거움이 없는 정신 건강 상태를 말한다.

극단적

생각이나 행동 등이 매우 강하거나 과격해 보통의 범위를 벗어난 상태를 가리킨다.

의존도

무언가에 얼마나 많이 의지하거나 기대는지를 나타내는 정도를 표현하는 것이다.

스트레스

긴장, 불안, 두통 등의 증상을 가져오는 압박감이나 긴장 상태를 말한다.

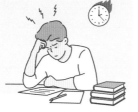

충동

어떤 행동을 바로 하고 싶은 강한 욕구이다.

단어 꿀꺽!

 "태어나자마자 스마트폰을 사용한 □□ 세대에게는 스마트폰이 없는 세상이란 상상하기조차 힘들어."

 "하지만 스마트폰 사용 시간이 길면 우울해지거나 □□□□를 느끼는 비율이 높아진다고 해."

 "그럼, 우리 나가서 축구나 할까?"

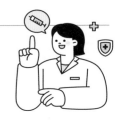

Q 우리는 왜 스마트폰에 열광할까?

A 스마트폰이 우리에게 이토록 매력적인 존재가 된 이유는 '도파민' 때문이다. 기분을 좋게 하는 행복 호르몬으로 알려진 도파민은 뇌 보상 경로에서 핵심적인 역할을 하는 신경전달물질이다.

스마트폰이 제공하는 새로운 정보, 게임, 메시지 등은 우리에게 끊임없는 재미와 자극을 준다. 사람들은 궁금한 것을 참지 못하고 늘 새로운 것을 기대하는 경향이 있다. 스마트폰을 열 때마다 새로운 알림이나 메시지가 왔을지도 모른다는 기대감은 도파민을 분비시킨다. 따라서 우리는 스마트폰에 더욱 빠지게 된다.

스마트폰은 사회적 동물인 인간을 다른 세계와 연결하는 통로이다. 카카오톡 메시지를 주고받거나 인스타그램 게시물을 올려 사람들이 좋아요를 눌러 주면 도파민 분비가 증가한다. 즉 스마트폰은 다른 사람과의 관계를 유지하게 만드는 도구인 셈이다.

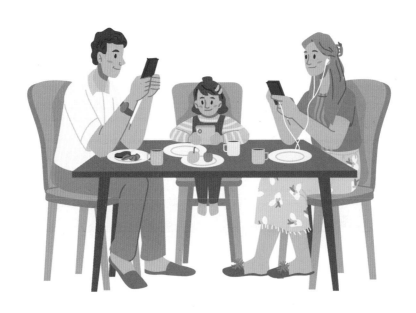

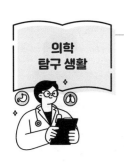
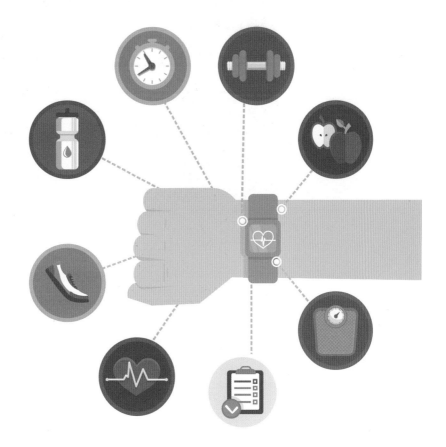

의학 분야에서 스마트폰의 활용

스마트폰 시대를 맞아 의학 분야에서도 스마트폰을 적극 활용해 의료 서비스의 질을 높이고 있다.

환자는 병원에 방문하지 않아도 스마트폰을 통한 화상 통화나 원격 진료 앱으로 의사와 상담할 수 있다. 원격 진료는 특히 병원을 찾기 어려운 지역에 사는 사람들에게 매우 유용하다.

스마트워치 같은 웨어러블 기기는 스마트폰과 연동해 심박수, 혈압, 혈당, 수면 패턴 등을 관찰할 수 있다. 이러한 자료는 건강 관리에 유용하게 사용할 수 있다.

스마트폰은 질병의 조기 진단에도 도움이 된다. 스마트폰의 카메라, 스피커, 마이크 등 다양한 장치와 센서를 활용하면 따로 측정기를 달지 않고도 간편하게 여러 가지 질병을 조기 진단할 수 있기 때문이다.

이와 함께, 약을 먹는 시간이나 약 먹을 때 주의할 사항도 스마트폰으로 전달할 수 있다.

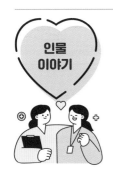

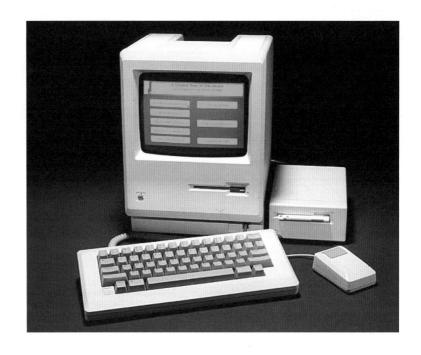

스티브 잡스

Steve Jobs

1955~2011

21세기 혁신의 아이콘으로 불리는 잡스는 스마트폰의 대중화를 이끈 아이폰을 개발하고 판매해 스마트폰 시대를 연 사람이다.

잡스는 1955년 미국 샌프란시스코에서 태어났고, 출생 직후 폴 잡스와 클라라 잡스 부부에게 입양되어 자랐다. 1974년 대학에 입학했지만, 한 학기만에 그만두고 다양한 공부를 하며 자유롭게 생활했다.

컴퓨터에 관심이 많았던 잡스는 스티브 워즈니악과 함께 1976년 애플 회사를 설립했다. 그들이 만든 애플 컴퓨터는 컴퓨터 기술 혁신을 이끈 제품으로 평가받았다. 회사 경영진과의 갈등으로 애플을 떠난 잡스는 '픽사'라는 애니메이션 회사를 인수해 '토이 스토리'를 내놓으며 큰 성공을 거뒀다.

다시 애플로 돌아온 그는 혁신적인 제품을 잇달아 내놓으며 회사를 크게 발전시켰다. 아름다운 디자인의 아이맥 컴퓨터(1998년), 스마트폰 혁명을 일으킨 아이폰(2007년), 최초의 태블릿 아이패드(2010년) 등 내놓는 제품마다 사람들의 열광적인 찬사를 받았다.

끊임없이 새로운 변화와 혁신을 추구한 잡스는 췌장암으로 세상을 떠났다. 실패를 두려워하지 않는 열정으로 도전을 계속한 그는 우리에게 전설적인 인물로 기억되고 있다.

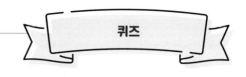

1   태어나자마자 스마트폰을 접한 세대로 2010년 이후에 출생한 사람들을 일컫는
    말은 무엇일까?

    ① X세대   ② M세대
    ③ Z세대   ④ 알파 세대

2   스마트폰을 사용할 때마다 뇌에서 분비되어 기분을 좋게 하는 물질은 무엇일까?

    ① 코르티솔   ② 인슐린
    ③ 도파민   ④ 아드레날린

3   스마트폰을 현명하게 사용하는 방법으로 적절한 것은 무엇일까?

    ① 잠자기 전에는 마음을 안정시키기 위해 스마트폰의 음악을 듣는다.
    ② 앱의 알람을 놓치지 않고 확인한다.
    ③ 가족과의 식사 시간에는 카카오톡 메시지를 주고받으며 소통한다.
    ④ 시험 공부할 때는 스마트폰을 꺼 놓는다.

4   의학 분야에서 스마트폰의 활용도가 아닌 것은 무엇일까?

    ① 원격 진료   ② 심박수 측정
    ③ 수면 패턴 관찰   ④ 집중력 향상

5   애플사를 세우고 스마트폰을 개발한 사람은 누구일까?

    ☐ ☐ ☐ ☐ ☐

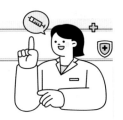

기원전 2600년경: 이집트 의학. 파피루스에 외과 수술과 질병 치료법 기록.

기원전 460~370년경: 히포크라테스, 자연적 원인에 기반한 질병 이론 제시.

130~200년경: 갈레노스, 해부학과 생리학의 기초 확립.

980~1037년: 이븐 시나, 이슬람 최고의 의학자로서 의학 백과사전《의학 전범》집필.

1347~1351년: 유럽 흑사병 유행.

1518~1521년: 천연두 유행. 잉카제국 멸망.

1543년: 안드레아스 베살리우스, 인체 해부학의 기초 확립.

1628년: 윌리엄 하비, 혈액 순환 체계 발견.

1665년: 로버트 훅, 현미경으로 코르크 조각 관찰. 세포라는 용어 처음으로 사용.

1674년: 안톤 반 레이우엔훅, 미생물 발견.

1735년: 칼 폰 린네, 생물 분류 체계 확립.

1804년: 프리드리히 제르튀르너, 모르핀 합성.

1816~1826년: 영국 콜레라 유행.

1842년: 크로퍼드 롱, 마취제 에테르 사용.

1846년: 윌리엄 모튼, 최초의 공개 마취 성공.

1847년: 이그나츠 제멜바이스, 수술 전 손 씻기 중요성 인식.

1853년: 찰스 프리보스트, 주사기 발명.

1854년: 영국 런던 콜레라 유행.

1859년: 찰스 다윈,《종의 기원》출판. 자연 선택에 의한 진화론 제시.

1865년: 조셉 리스터, 소독법 연구. 무균 수술의 창시자.

1866년: 그레고어 멘델, 유전의 기본 원리 발견.

1879년: 루이 파스퇴르, 닭 콜레라 백신 개발.

1881년: 루이 파스퇴르, 탄저병 백신 개발.

1882년: 로베르트 코흐, 결핵균 발견.

1885년: 루이 파스퇴르, 광견병 백신 발견.

1895년: 빌헬름 뢴트겐, 엑스(X)선 발견.

1899년: 펠릭스 호프먼, 아스피린 개발.

1901년: 칼 란트슈타이너, 혈액형 발견.

1903년: 빌럼 에인트호번, 심전도검사 개발.

1909년: 폴 에를리히, 매독 치료제 살바르산 개발.

　　　　합성 아세트아미노펜 개발.

1910년: 토머스 모건, 염색체의 역할 입증.

1918년: 스페인 독감 유행.

1921년: 프레더릭 밴팅과 찰스 베스트, 인슐린 발견.

　　　　알베르 칼메트와 카미유 게랭, 결핵 예방(BCG) 백신 개발.

1928년: 알렉산더 플레밍, 페니실린 발견.

1932년: 게르하르트 도마크, 설파제 프론토실(최초의 항균제) 발견.

　　　　독일 바이엘, 말라리아 치료제 아테브린 개발.

1939년: 파울 뮐러, DDT의 살충 효과 발견.

1943년: 셀먼 왁스먼, 결핵 치료제 스트렙토마이신 발견.

1947년: 시드니 파버, 최초의 항암 화학요법제 아미노프테린 투여.

1950년: 크리스티안 바너드, 피임약 개발.

1953년: 제임스 왓슨과 프랜시스 크릭, DNA 이중나선 구조 발견.

1954년: 조너스 소크, 소아마비 백신 개발.

1960년: 최초의 경구용 피임약 승인.

1963년: 모리스 힐먼, 홍역 백신 개발.

1967년: 크리스티안 바너드, 최초의 심장이식 수술.

1971년: 앨런 코맥과 고드프리 하운스필드, 컴퓨터 단층촬영(CT) 스캔 개발.

1973년: 폴 라우터버, 자기공명영상(MRI) 개발.

1976년: 최초의 에볼라 환자 발생.

1977년: 프레더릭 생어. DNA 염기서열 분석법 개발.

1978년: 세계 최초의 시험관 아기 루이스 브라운 탄생.

1979년: 최수봉, 휴대용 인슐린 펌프 개발.

1980년: 세계보건기구, 천연두 퇴치 선언.

1981년: 최초의 에이즈 환자 발견.

1985년: 캐리 멀리스, 중합효소연쇄반응(PCR) 기술 개발.

1990년: 인간 게놈 프로젝트 시작.

1996년: 김정은, 타미플루(오셀타미비르) 개발.

　　　　 데이비드 호, 항레트로바이러스 요법 개발.

　　　　 이언 윌머트, 세계 최초 복제 양 돌리 탄생.

2002년: 중증급성호흡기증후군(SARS) 유행.

2003년: 인간 게놈 프로젝트 완료.

2006년: 이안 프레이저와 장용칭, 사람유두종바이러스(HPV) 백신 개발.

2007년: 야마나카 신야, 인간 유도만능줄기세포 개발.

2013년: 제니퍼 다우드나와 에마뉘엘 샤르팡티에, 크리스퍼 유전자 가위 편집 기술 개발.

2019년: 세계보건기구, 에볼라 백신 승인.

2020년: 코로나19 팬데믹.

　　　　 mRNA 백신 기술 이용 코로나19 백신 개발.

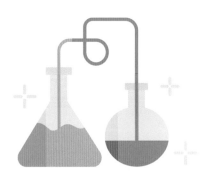

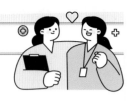

정답

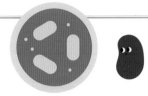

11쪽	복부, 체질량
15쪽	1. ③ 2. ② 3. ④ 4. ① 5. ×, ○, ○, ○
17쪽	미생물, 항생제
21쪽	1. ① 2. ② 3. 내성 4. ① 5. 플레밍
23쪽	엑스레이, 내구성
27쪽	1. 모나리자 2. ③ 3. ② 4. ② 5. 루브르
29쪽	분자, 분자생물학
33쪽	1. 이중나선 2. ① 3. ① 4. ×, ○, ×, ○ 5. 마리 퀴리, 로잘린드 프랭클린, 제니퍼 다우드나, 제인 구달, 레이첼 카슨 등
35쪽	호국, 한국전쟁, 발굴
39쪽	1. ③ 2. ① 3. ② 4. ② 5. 1950
41쪽	당뇨병, 포도당, 췌장
45쪽	1. 밴팅 2. 췌장 3. ② 4. ① 5. ②
47쪽	세균, 인수공통감염
51쪽	1. 파스퇴르 2. ① 3. ② 4. ② 5. ×, ○, ×, ○
53쪽	폴로늄, 방사성
57쪽	1. 라듐, 폴로늄 2. ① 3. ① 4. ② 5. ④
59쪽	바이러스, 바이러스, 인플루엔자
63쪽	1. ④ 2. ② 3. ④ 4. ① 5. ×, ○, ×, ×, ×
65쪽	마취, 세계대전
69쪽	1. 아산화질소 2. ③ 3. ④ 4. ② 5. 성형
71쪽	감염병, 소독약
75쪽	1. ② 2. ① 3. ③ 4. ③ 5. ○, ×, ×, ×, ○

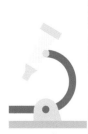

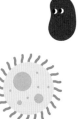